Schlank, fit und happy mit Vitamin D und Omega-3

von

Dr. Claus Wunderlich

Wichtiger Hinweis:
Der Autor hat bei der Erstellung des Buches die größtmögliche Sorgfalt walten lassen, um Missverständnisse und Fehler zu vermeiden. Dennoch können diese nie völlig ausgeschlossen werden. Die Verwendung der vorgestellten Methoden in all ihren Facetten liegt in der alleinigen Verantwortung des Anwenders. Es kann nicht ausgeschlossen werden, dass Teile dieses Buches missverstanden werden, oder der Einsatz eines der vorgestellten Verfahren eine ungewünschte Reaktion bewirkt. Eine Mitverantwortung oder Haftung des Autors oder des Verlags bestehen auch dann nicht, wenn sich ausdrücklich auf die Darstellungen in diesem Buch bezogen wird. Vor der Durchführung der in diesem Buch beschriebenen Verfahren und Methoden ist eine Abklärung der individuellen Geeignetheit und Unbedenklichkeit durch einen approbierten Mediziner unerlässlich. In keinem Fall ersetzen die in diesem Buch gemachten Angaben eine medizinische Untersuchung oder Behandlung. Insbesondere bei Vorliegen körperlicher oder psychischer Beschwerden wird ausdrücklich auf eine sofortige medizinische Untersuchung und Behandlung bei einem zugelassenen Arzt oder Therapeuten verwiesen. Ferner wird hingewiesen auf die Bundesärzteordnung (BÄO), das Gesetz über die berufsmäßige Ausübung der Heilkunde ohne Bestallung (HeilprG) sowie das Gesetz über die Berufe des Psychologischen Psychotherapeuten und des Kinder- und Jugendlichenpsychotherapeuten (PsychThG). Die genaue Kenntnis und Beachtung der aktuell insgesamt gültigen Rechtslage obliegen ausschließlich dem Anwender.

> Die Deutsche Nationalbibliothek verzeichnet diese Publikation in der Deutschen Nationalbibliografie; detaillierte bibliographische Daten sind im Internet unter http://dnb.d-nb.de abrufbar.

© 2014 Alle Rechte vorbehalten.

Das Werk, einschließlich aller seiner Teile, ist urheberrechtlich geschützt. Jedwede Verwertung ist ohne Zustimmung des Verlags und des Autors unzulässig. Dies gilt insbesondere für die elektronische oder sonstige Vervielfältigung, Übersetzung, Verbreitung und öffentliche Zugänglichmachung; dies betrifft auch die Verwendung in Seminaren, Publikationen oder auf Webseiten.

Autor und Titelbild: Dr. Claus Wunderlich

Herstellung und Verlag: BoD - Books on Demand, Norderstedt

ISBN 9783735779656

www.energy-hypnose.de

Inhalts-Verzeichnis

Seite

Einführung mit Ausblick 1

1. Nahrungsmittel mit Energie 5

2. Fettsäuren mit Wirkung 8

3. Moleküle mit vielschichtigen Eigenschaften 10

4. Quellen mit Omega-Gehalt 14

5. Gesund und munter mit Sonnenschein 23

6. Herstellung mit der Haut 28

7. Hülle mit Typen 31

8. Saisonale Depression vermeiden mit Helligkeit 33

9. Sonne mit Schutz 35

10. Optimale Versorgung mit Verstand 41

11. Zum persönlichen Status mit zehn Fragen 45

12. Rundum fit mit B und Co. 47

13. Clever mit Vitamin B1 49

14. Smart mit Vitamin B3 51

15. Satt mit Chrom 53

16. Ausgeglichen mit Lithium 53

Schlusswort mit Perspektive 55

Anhang mit Literatur 56

Fallgeschichten-Verzeichnis

Seite

Experiment mit Atkins 6

Studieren mit Probieren 21

Philipp - Leiden mit Happy-End 25

Tabellen-Verzeichnis

Seite

Tabelle 1: Anteil an Omega-3-Fettsäuren 17

Tabelle 2: Ω- und gesättigte Fettsäuren in Ölen und Fetten ... 19

Tabelle 3: Hauttypen 32

Tabelle 4: Umrechnung Vitamin D 39

Tabelle 5: Vitamin-D-Konzentration im Blut 42

Tabelle 6: Umrechnung Serumspiegel 42

Tabelle 7: Vitamin-D-Gehalt 44

Abbildungs-Verzeichnis

Seite

Abbildung 1: Alpha-Linolensäure 10

Abbildung 2: Halbwertszeit und Vitamin-D-Konzentration ... 30

Einführung mit Ausblick

Inzwischen hat es sich herumgesprochen, dass seelische Zufriedenheit und körperliches Wohlbefinden Hand in Hand gehen. Aus diesem Grund widmet sich dieses Buch wichtigen und hochaktuellen wissenschaftlichen Erkenntnissen. Wir räumen dabei gründlich auf mit einigen lange propagierten Vorurteilen, beispielsweise bzgl. der optimalen Ernährungszusammenstellung sowie der Chancen und Risiken des Sonnenlichts. Sie erfahren dadurch zum einen, welche Fette in welcher Zusammensetzung unentbehrlich für uns sind, und aus welchen Quellen Sie diese am besten beziehen. Zum anderen werden Sie sehen, dass das geflügelte Wort vom 'Sonne tanken' geradezu buchstäblich aufzufassen ist. In der Konsequenz werden Sie daher genau wissen, mit welchen einfachen und überdies sehr preisgünstigen Ernährungs- und Verhaltensweisen Sie nicht nur Ihrem Körper auf sichere Art etwas Gutes tun können, sondern obendrein auch noch das Fundament für Ihr seelisches Wohlergehen legen und nebenbei mühelos zur Traumfigur gelangen können.

In meiner Tätigkeit als Coach habe ich verschiedene hocheffektive Methoden kennengelernt, um in kurzer Zeit tiefgreifende Veränderung und Entwicklung der eigenen Persönlichkeit sowie die Aufarbeitung teils lange zurückliegender und das gesamte Leben belastender Ereignisse zu erreichen. Allen voran Energy-Hypnose und EMDR (Eye Movement Desensitization and Reprocessing). Sehr häufig liegt gerade in früheren Erfahrungen nicht nur die Ursache für allerhand emotionale Probleme, sondern sie zeichnen in vielen Fällen verantwortlich für das Scheitern in Bezug auf das Erreichen des persönlichen Wunschgewichts.

Doch der Mensch ist ein weit komplexeres Wesen, so dass ich es immer wieder erleben musste, dass auch das offenkundige Lösen aller oder doch zumindest der wichtigsten belastenden Faktoren aus der individuellen Historie vieles auf positive Weise in Gang zu bringen in der Lage ist. Dennoch wird oft nicht der Zustand an Zufriedenheit und Lebensfreude erreicht, den eigentlich jeder besitzen sollte und prinzipiell auch innehaben könnte. Damit habe ich selbst allerhand eigenen Erfahrungen machen dürfen, die mich besonders stark motivierten, weiter zu suchen. Im Zuge dessen stieß ich irgendwann auf neue Erkenntnisse der Wissenschaft, die teils meinen bisherigen Einschätzungen und Verhaltensweisen grundlegend widersprachen, teils lange Bekanntes in völlig neuem Licht erscheinen ließen. Dies eröffnete mir eine drastisch erweiterte Perspektive.

Im Endergebnis gelangte ich schließlich zu der im Grunde trivialen Einsicht, dass Körper und Geist gleichermaßen wichtig sind für ein ganzheitliches Wohlbefinden. Eigentlich ist dies zwar eine Binsenweisheit, dennoch wird in der Realität nur allzu oft der eine oder der andere Bereich sträflich vernachlässigt - je nach persönlichem Hintergrund. Meine Orientierung und mein Interesse an psychischen Vorgängen hatte durchaus die Folge, dass ich viele physiologische Aspekte aus dem Fokus meiner Aufmerksamkeit verloren hatte. Zumal ich stets davon ausging, mich recht vernünftig zu ernähren sowie viel Sport zu treiben, wodurch ich auch nie mit Gewichtsproblemen zu kämpfen hatte. Erst im Nachhinein kann ich nun feststellen, dass dennoch das eine oder andere fehlte, was in ungeahnter Weise gerade emotional beeindruckend erfreuliche Auswirkungen bewirken kann.

Umgekehrt ist es keine wirkliche Neuigkeit mehr festzustellen, dass die Schulmedizin lange Zeit, und bedauerlicherweise in weiten Bereichen auch heute noch, die seelische Dimension ihrer Patienten größtenteils ausklammert. Die Erkenntnisse und Ansätze der Psychosomatik, also der Lehre von den Auswirkungen psychischer Prozesse auf körperliche Vorgänge, haben sicherlich bei manchen zu einem Umdenken geführt. Standard ist eine holistische Sichtweise allerdings noch lange nicht geworden.

Letztlich läuft es so oder so darauf hinaus, den Blick über den eigenen Tellerrand hinaus zu wagen, und zwar durchaus im wortwörtlichen Sinne. Seelische Ursachen für Übergewicht sind nur die eine Seite der Medaille, doch ist es im stofflichen Sinne natürlich zwangsläufig die Folge von überfüllten Tellern. Auf diesen finden sich jedoch meist nur ganz bestimmte Nährstoffe im Überfluss, während bezüglich anderer in erschreckend vielen Fällen ein dramatischer Mangel herrscht, der seinerseits nicht ohne allerlei Konsequenzen für Leib und Seele bleibt.

Ein Zuviel ist in unseren Breiten fast durchweg bei den Kohlenhydraten gegeben. Dieser Missstand wurde lange Zeit sogar noch befördert durch hochoffizielle Empfehlungen. Auch die Unterscheidung zwischen einfachen Zuckern und komplexeren Kohlenhydraten, beispielsweise aus Vollkornprodukten, ist bei näherer Betrachtung eher nebensächlich. Letztlich werden sie alle in Glucose umgewandelt und mittels Insulin verstoffwechselt, was bei übermäßigem Konsum viele negative Wirkungen haben kann, beispielsweise Diabetes Typ 2. Lediglich bei Fructose, dem Fruchtzucker, benötigt der Körper kein Insulin, doch funktioniert das auch nur bis zu einem gewissen Grad. Darüber hinausgehender Fructosekonsum muss dennoch auf dieses in der Bauchspeicheldrüse gebildete Hormon zurückgreifen. Ganz abgesehen davon, dass sich die Hinweise mehren, dass übermäßige Zufuhr von Fruchtzucker auf vielfältige Weise gesundheitlich höchst bedenklich sein könnte. Die oft ausgelösten Durchfälle dürften dabei noch zu den harmloseren Folgeerscheinungen zählen. Der Ersatz durch die beliebten künstlichen Zuckeraustauschsubstanzen, gemeinhin als Süßstoffe bekannt, bietet ebenfalls keine empfehlenswerte Alternative, denn diese haben mit Sicherheit allerhand unerwünschte Nebeneffekte, die in ihrer Tragweite noch gar nicht richtig erfasst sind.

Am Rande sei noch erwähnt, dass Vollkornprodukte unter gesundheitlichen Gesichtspunkten auch bei weitem nicht so vorteilhaft sind, wie uns gerne von interessierter Seite weisgemacht wird, bzw. ist auch hier eine differenzierte Betrachtung angeraten. Da die meisten Getreidesorten natürlicherweise von allerhand Fraßfeinden bedroht sind, haben sich im Laufe der Evolution ausgeklügelte Mechanismen entwickelt, um diesen den Appetit zu verderben. Namentlich enthalten die Randschichten der meisten Körner sogenannte Enzyminhibitoren, also Stoffe, die sie für hungrige Insekten und andere Tiere weitgehend unverdaulich machen. Zu diesen anderen Tieren gehört bedauerlicherweise auch der Homo sapiens. Der Effekt ist, dass diese Bestandteile des vollen Korns erst am hintersten Ende des menschlichen Verdauungssystems unter Beteiligung von allerhand Bakterien und Hefepilzen abgebaut werden können, dabei dummerweise unter anderem auch zu Fuselalkoholen, die der Gesundheit nicht wirklich dienlich sind.

Gerade Weizen ist diesbezüglich besonders fatal. Jetzt raten Sie doch einmal, warum sämtliche Kulturen seit Jahrtausenden in allen Winkeln der Erde stets große Mühen darauf verwendet hatten, die Randschichten des Weizens zu entfernen und nur das weiße Mehl so rein wie möglich zu verarbeiten. Erst die Ökobewegung in den westlichen Ländern meinte in den letzten Jahren, sie sei klüger als die überlieferte Weisheit. Etwas anders sieht es beim Roggen aus, der daher auch schon seit jeher für die dunklen Vollkornbrote eingesetzt wurde. Denn in seinem Fall ist es möglich, die Enzyminhibitoren durch Sauerteiggärung über Nacht praktisch komplett abzubauen, so dass dadurch ein sehr bekömmliches und vollwertiges Nahrungsmittel entsteht. Allerdings brauchen die Milchsäurebakterien und Hefen eben auch diesen Zeitraum, den sie bei modernen Herstellungsverfahren häufig nicht bekommen. Oder sie werden gleich durch chemische

Verfahren ersetzt, die hierbei völlig wirkungslos sind. Als kleiner Geheimtipp noch der Hinweis, dass der heutzutage nur noch ein Schattendasein fristende Hafer eigentlich die erste Wahl sein sollte, denn er wehrt sich von Natur aus nicht in der beschriebenen Weise gegen das Verspeistwerden und enthält obendrein auch noch das hochwertigste Eiweißgemisch aller Getreidesorten.

Fast im selben Atemzug, mit dem uns die Kohlenhydrate nahegelegt werden, findet stets eine Verteuflung von Fett in unserer Nahrung statt. Dies meist noch in absolut undifferenzierter Form, allenfalls noch mit ominösen Verweisen auf die ungesättigten Fettsäuren, von denen man mehr zu sich nehmen solle. Doch gerade in Bezug auf unsere Fettversorgung stellen sich nach und nach die Fakten und die wissenschaftlichen Belege als weit komplexeres Thema dar, als dass es mit simplifizierten Empfehlungen und vordergründigen Schlagworten auch nur ansatzweise angemessen gewürdigt werden könnte. Nicht nur, dass die gesättigten Fettsäuren ganz und gar nicht das Teufelszeug sind, als das sie gerne dargestellt werden, ist auch das Bild bei den ungesättigten Varianten sehr vielschichtig. Schon allein deshalb, weil es nicht DIE ungesättigte Fettsäure gibt, sondern ein großes Bündel unterschiedlichster Formen, mit höchst abweichenden Eigenschaften und Effekten, die obendrein auch noch stark von der anteilsmäßigen Gewichtung in der Nahrungsaufnahme beeinflusst werden. Mehr dazu im Laufe dieses Buches. Interessanterweise beschränken sich diese Wirkungen nicht nur auf den körperlichen Gesundheitszustand, sondern entfalten diese sogar auf der psychischen Ebene. Daher ist es mein Anliegen, die Zusammenhänge und Hintergründe eingehend zu durchleuchten, so dass Sie in die Lage versetzt werden, für sich selbst die entsprechenden Schlüsse ziehen zu können.

Von entscheidender Bedeutung für unsere seelische und körperliche Gesundheit ist darüber hinaus eine Substanz, die allgemein bekannt ist als Vitamin D. Dass in unseren Breiten nahezu jeder einen dramatischen Mangel an diesem wichtigen Stoff besitzt, ist indessen weniger bekannt. Die Folgen dieses Mangels sind dabei gleichermaßen vielfältig wie drastisch. Ein einfacher Test, den Sie in diesem Buch finden, ermöglicht Ihnen, bereits eine sehr gute Einschätzung zu erhalten, wie es um Ihren persönlichen Vitamin D Status bestellt ist. Abschließend beschäftigen wir uns dann auch noch mit einigen anderen Mikronährstoffen, deren Bedeutung für unsere Gesundheit und das seelische Gleichgewicht erst jetzt in ihrer ganzen Tragweite sichtbar werden.

1. Nahrungsmittel mit Energie

Zwar stimmt es, dass Fett von den drei Grundnährstoffen die meisten Kalorien enthält, nämlich gut 9 kcal pro Gramm, im Gegensatz zu rund 4 kcal je Gramm Eiweiß oder Kohlenhydraten. Es besitzt mithin bei weitem den höchsten physiologischen Brennwert, also die größte Menge an Energie, die dem Körper aus dem jeweiligen Nahrungsmittel zur Verfügung steht und von ihm genutzt werden kann. Diese Tatsache ist einer der Hauptgründe für die gebetsmühlenartigen Empfehlungen, Fett zu meiden, wo immer es nur möglich ist. Doch es verkennt einige entscheidende Aspekte. So geht es stillschweigend davon aus, dass auch stets mehr oder weniger die gleiche Menge an Fett oder den anderen Stoffen verzehrt würde, wenn man das eine durch das andere ersetzt. Vordergründig scheint es durchaus plausibel, denn man könnte ja theoretisch sogar doppelt soviel an Kohlenhydraten oder Eiweiß essen, und hätte dann dennoch nur genau soviel Kalorien zu sich genommen. Erst wenn sich diese Relation noch weiter verschieben würde, wäre es tatsächlich nachteilig, auf Fett zu verzichten. Fatalerweise geschieht dies jedoch weit schneller, als man sich vorstellt, insbesondere bei den Kohlenhydraten, denn deren Konsum setzt einen verhängnisvollen Kreislauf in Gang.

Wie wir bereits gesehen haben, benötigt der Körper für den Transport der Glucose, zu der fast alle aus der Nahrung stammenden Kohlenhydrate letztlich verdaut werden, aus dem Blut hinein in die Zellen das Hormon Insulin, das von den Langerhanschen Inseln (daher der Name) in der Bauchspeicheldrüse gebildet wird. Nehmen wir kohlenhydrathaltige Nahrung zu uns, so steigt zunächst der Blutzuckerspiegel an. Je schneller und je stärker sich dabei die Konzentration der Glucose erhöht, desto umfangreicher ist die dadurch angestoßene Insulinausschüttung. Einen wichtigen und inzwischen weithin bekannten Anhaltspunkt für die Stärke dieses Effekts gibt der sogenannte glykämische Index eines Lebensmittels. Je höher dieser ist, desto rascher wird die Blutzuckerkonzentration in die Höhe getrieben. Gerade bei solchen hochglykämischen Speisen tritt der unheilvolle Effekt auf, dass die große Menge an Insulin im Blut den Zuckerspiegel alsbald in Bereiche abstürzen lässt, die deutlichen Unterzucker darstellen. Dies bewirkt einen ausgeprägten Heißhunger, insbesondere auf süße und kohlenhydrathaltige Kalorienbomben, so dass der Zyklus von vorne beginnt. Die langfristigen Folgen können Sie sich unschwer ausmalen.

Ob man als Konsequenz nun gleich soweit gehen sollte, Kohlenhydrate aus der Ernährung praktisch gänzlich zu verbannen, wie dies beispielsweise die in den 1970er Jahren entwickelte Atkins-Diät oder die in jüngster Vergangenheit populär gewordene Steinzeit-Diät empfehlen, sei einmal dahingestellt. Beide Ansätze verweisen nicht ganz zu Unrecht darauf, dass der Anbau und Verzehr von Getreideprodukten entwicklungsgeschichtlich erst seit relativ kurzer Zeit stattfindet, während unsere Vorfahren in erster Linie fleischliche Kost zu sich genommen hatten, hin und wieder angereichert mit ein paar Beeren und Wurzeln. Physiologisch betrachtet befindet sich unser Verdauungssystem irgendwo zwischen dem eines reinen Vegetariers und dem eines Raubtiers, eben ganz typisch für einen Allesfresser, der sowohl tierische als auch pflanzliche Nahrung problemlos verwerten kann. So ist unser Darm deutlich länger als es für einen reinen Fleischfresser typisch wäre, aber anderseits auch nicht so ausgedehnt wie bei Pflanzenfressern. Darüber hinaus besitzen wir alle notwendigen Enzyme für beiderlei Kost. Ebenfalls ist unser Gebiss gewissermaßen das einer Chimäre: Sowohl scharfe Eckzähne zum Reißen tierischer Beute als auch flache Backenzähne, die geschaffen sind für das Zermahlen körniger und fasriger Pflanzenteile. Einseitigkeit ist mithin nur selten ein wirklich guter Ratschlag, und die komplette Kohlenhydratabstinenz ist wahrlich nicht ganz unproblematisch. Jedoch geht mein Rat sehr wohl in die Richtung, die immer wieder von mehr oder weniger offiziellen Stellen propagierten Empfehlungen durchaus auch einmal kritisch zu betrachten, denn letztlich stellt sich bei den typischen Vorgaben, man solle doch das Fleisch auf dem Teller reduzieren und dafür größere Portionen Nudeln, Brot, Reis oder Kartoffeln auf diesen laden, stets die Frage: "Cui bono?" - Wer profitiert davon?

Experiment mit Atkins

Ich selbst habe interessehalber die Atkins-Diät vor Jahren einmal aus Neugier eine Weile ausprobiert und fand die Effekte durchaus faszinierend. Zunächst erlebte ich eine Phase eines ziemlich ausgeprägten Hungergefühls in den ersten Tagen als Folge des Verzichts auf Kohlenhydrate. Dieser ließ sich auch durch üppiges Verspeisen von Eiern, Fisch und Käse nicht stillen, was mich sehr überraschte, denn es demonstrierte mir sehr nachdrücklich, dass die unterschiedlichen Nährstoffe in

Bezug auf ihren Sättigungseffekt nicht so ohne Weiteres austauschbar sind. Als sich dies nach rund drei nicht ganz einfach durchzuhaltende Tagen gelegt hatte, bekam ich in den folgenden zwei Monaten, die mein Selbstversuch andauerte, allerdings nie wieder größeres Magenknurren. An einigen Tagen vergaß ich regelrecht das Abendessen, weil ich mit irgendwelchen Aktivitäten abgelenkt war, und sich kein Appetit meldete.

Alles in allem war es ein spannendes Experiment, und ich verlor auch rund drei Kilogramm, ohne dass ich dies beabsichtigt hatte. Insbesondere das Nichtauftreten von Heißhungergefühlen dürfte ein großer Vorteil sein, wenn man das Ziel verfolgt, Gewicht zu verlieren. Allerdings empfand ich meinen Speiseplan irgendwann schon als recht einseitig und monoton. Sehr anstrengend war auch, stets akribisch darauf zu achten, die zulässige Menge an Kohlenhydraten pro Tag nicht zu überschreiten. Denn dies hätte die sogenannten Ketose unterbrochen. So wird der Zustand bezeichnet, wenn sämtliche Glucosevorräte aus Muskulatur und Leber aufgebraucht sind, und der Stoffwechsel daraufhin umschaltet auf die Verwertung von Ketonen. Dies sind Acetonmoleküle, die vor allem aus den Fettvorräten des Körpers gebildet werden, um damit die erforderliche Energie zu gewinnen, die von Nerven und Muskeln benötigt wird.

Um zu kontrollieren, ob man sich in Ketose befindet, gibt es Teststreifen, die das Vorhandensein von Ketonen im Urin nachweisen. Ursprünglich eigentlich für Diabetiker gemacht, eigneten sich diese Indikatorstreifen auch hervorragend für die regelmäßige Überprüfung während meines Experimentes. So musste ich manchmal feststellen, dass unter Umständen schon etwas zu viel Milch im Kaffee zur Folge hatte, dass mein Körper wieder zurückschalten konnte auf die Verwertung von Glucose als primäre Energiequelle. Daraufhin waren ein bis zwei Tage sehr strikten Kohlehydratverzichts notwendig, um erneut in die angestrebte Ketose zu gelangen.

Ein sinnvoller, informierter und bewusster Umgang mit den verschiedenen Nahrungsmitteln ist meist der beste Ratschlag. Schließlich soll Essen auch Spaß machen, und dazu gehören, für mich jedenfalls, hin und wieder auch mal Süßigkeiten. Natürlich nicht in

Massen und vor allem nicht zum Stillen eines Hungergefühls. Vor allem darf man sich frei machen von der Dämonisierung fettreicher Kost. Fett ist nicht nur ein exzellenter Geschmacksträger, es ist auch für die Aufnahme verschiedener Vitamine (A, D, E und K) unerlässlich und notwendig für den Aufbau von Zellen und Hormonen. Vor allem zeigt es obendrein eine sehr deutliche und anhaltende sättigende Wirkung, schon aufgrund seiner längeren Verweildauer im Magen. Damit sind wir wieder beim Ausgangspunkt unserer Überlegungen angelangt, denn nun können Sie erkennen, weswegen die vordergründig niedrigere Energiedichte der Kohlenhydrate unterm Strich oft dennoch zu einer erheblich höheren Kalorienzufuhr führt, da der Insulinzyklus schnell zu einer verstärkten Nahrungsaufnahme führt, die diesen scheinbaren Vorteil überkompensiert.

Noch ein Wort zu den Proteinen, wie sie vor allem in Fisch, Fleisch, Eiern, Milchprodukten und auch Hülsenfrüchten enthalten sind. Diese sättigen ebenfalls sehr gut, und als Daumenformel sollte man etwa 1 Gramm Eiweiß je Kilogramm Körpergewicht pro Tag zu sich nehmen. Bodybuilder verzehren während Perioden intensiven Massetrainings davon oft bis zu 2,5 Gramm je Kilo eigenes Gewicht täglich. Solche Mengen sind meist mit normaler Kost nicht erreichbar, sondern nur durch entsprechende Proteinkonzentrate, und auf Dauer auch nicht ganz risikolos. Für die Energiegewinnung spielt Eiweiß auch nur eine untergeordnete Rolle, ist dafür aber umso wichtiger für den Erhalt und Aufbau des körpereigenen Gewebes und sämtlicher Zellen, von Haut und Haaren bis zum Immunsystem.

2. Fettsäuren mit Wirkung

Ein bisschen wollen wir uns an dieser Stelle mit den verschiedenen Formen von Fetten, wie wir sie in unseren Lebensmittel vorfinden, und deren jeweiliger Bedeutung beschäftigen. Übertrieben tief brauchen wir dabei in die Nahrungsmittelchemie nicht einzusteigen, aber über die Grundbegriffe sollte man doch in den wesentlichen Zügen informiert sein, wenn man verstehen möchte, was es mit gesättigten und ein- bis mehrfach ungesättigten Fettsäuren auf sich hat, wieso von 'Omega' die Rede ist, und wie sich die unterschiedlichen Substanzen auf den menschlichen Körper auswirken.

Chemisch handelt es sich bei Fettsäuren um Molekülketten, an deren einem Ende sich eine Gruppe aus zwei Sauerstoff-, einem Wasserstoff- und einem Kohlenstoffatom befindet. An diese sogenannte Carboxygruppe schließt sich eine Reihe von Kohlenstoff- und Wasserstoffatomen an. Die einzelnen Fettsäuren besitzen nun zum einen verschieden viele Kohlenstoffatome, was nichts anderes bedeutet, als dass sie unterschiedlich lang sind. Zum anderen differieren sie darin, wie groß die Menge an zwischen den Kohlenstoffatomen dieser Kette vorhandenen Doppelbindungen ist, und an welchen Stellen sich diese befinden. Gibt es keine davon, so ist die Fettsäure gesättigt. Je nach Anzahl an Doppelbindung spricht man dann analog von einfach, zweifach, dreifach, etc. ungesättigten Fettsäuren. Diese Bezeichnung deutet bereits an, dass sie reaktionsfreudiger sind und leichter Verbindungen mit anderen Substanzen eingehen als die gesättigten. Dies bildet zwar zum einen die Grundlage für ihre vielfältigen, teils sehr wertvollen Wirkungen im Körper, ist andererseits allerdings auch dafür verantwortlich, dass sie deutlich schneller ranzig werden. Vor allem bei unsachgemäßer Lagerung, die keinen hinreichenden Schutz gegen Luft, Licht und Wärme bietet.

Omega ist der letzte Buchstabe des griechischen Alphabets, dort 'Ω' geschrieben, und wird daher zur Bezeichnung des am weitesten von der Carboxygruppe entfernten Kohlenstoffatoms verwendet. Befindet sich nun die hinterste Doppelbindung an drittletzter Stelle, so haben wir es mit einer Omega-3-Fettsäure zu tun, denn gezählt wird in diesem Sinne eben von dem Ende aus, das der Carboxygruppe gegenüber liegt. Übrigens ist die Bezeichnung unabhängig davon, wie viele Doppelbindungen es sonst noch geben mag, oder wo sich diese befinden. Findet sich die erste an der sechsten Stelle, vom Omega-Ende aus gerechnet, so handelt es sich um eine Omega-6-Fettsäure, und um eine Omega-9-Fettsäure, wenn dies an der neunten Stelle der Fall ist. So einfach ist das. Natürlich könnte man auch von der anderen Seite aus zählen, und tatsächlich wird das bei rein chemischer Beschreibung meist so gemacht. Aber da für die physiologischen Effekte die Omega-Position von entscheidender Bedeutung ist, hat sich in diesem Zusammenhang die darauf fußende Bezeichnung durchgesetzt.

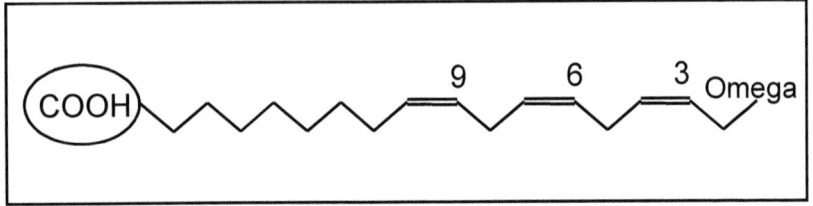

Abbildung 1: Alpha-Linolensäure

Betrachten wir zur Illustration die in Abbildung 1 dargestellte Alpha-Linolensäure, mit der wir auch später noch öfters zu tun haben werden. Sie besteht aus insgesamt 18 Kohlenstoff-, 30 Wasserstoff- und 2 Sauerstoffatomen und besitzt drei Doppelbindungen, die sich vom Omega-Ende betrachtet an der dritten, sechsten und neunten Position befinden. Sie ist somit eine dreifach ungesättigte Omega-3-Fettsäure. Obendrein eine sogenannte 'essentielle' Fettsäure. Dies bedeutet, dass der menschliche Körper nicht in der Lage ist, sie selbst zu synthetisieren, sondern darauf angewiesen ist, sie von außen über die Nahrung zugeführt zu bekommen. Deshalb wurde Alpha-Linolensäure zeitweise auch als 'Vitamin F' bezeichnet. Essentiell ist für den menschlichen Organismus darüber hinaus aus diesem Nährstoffkreis nur noch die Linolsäure, bei der es sich um eine zweifach ungesättigte Omega-6-Fettsäure handelt, was Ihnen inzwischen ja schon einiges über deren molekulare Struktur verrät.

3. Moleküle mit vielschichtigen Eigenschaften

Den gesättigten Fettsäuren wird seit langem nachgesagt, sie seien tendenziell ungesund, würden das Herz-Kreislauf-System belasten, zu Arterienverkalkung führen, den Cholesterinspiegel erhöhen, ja sogar zu Darmkrebs führen. Das Meiste davon ist kaum belegt, geschweige denn bewiesen, und vor allem viel zu undifferenziert betrachtet. So besteht beispielsweise das sehr gesunde Kokosfett überwiegend aus ungesättigten Fettsäuren. Gleiches gilt auch für das Milchfett und für die daraus gewonnene Butter, die inzwischen vollständig rehabilitiert ist, nachdem über Jahrzehnte gegen sie polemisiert worden war (erinnern Sie sich: Cui bono?). Die im Gegensatz dazu stets angepriesene Margarine ist jedoch oft bei weitem nicht so gut wie ihr Ruf, insbesondere wegen der künstlich gehärteten Pflanzenfette, die sie enthält. Diese sind, gelinde gesagt, umstritten und für den menschlichen Organismus nicht gerade unproblematisch. Bei der industriellen Härtung, ebenso wie beim Erhitzen auf über 130 Grad Celsius, etwa in der Bratpfanne oder in der Fritteuse, entstehen Trans-Fettsäuren. Dabei handelt es sich um ungesättigte Fettsäuren, die sich in der chemischen Bindungsstruktur von den sogenannten Cis-Fettsäuren unterscheiden, die in den natürlichen, unbehandelten Fetten vorliegen. Ein hoher Konsum von Trans-Fettsäuren soll nach neueren Erkenntnissen eine ungünstige Auswirkung auf die Cholesterinwerte haben und damit womöglich genau die Nachteile mit sich bringen, die gerne der Butter untergejubelt worden waren. Zudem könnten sie das Diabetes-Risiko erhöhen. Um die Lage endgültig unübersichtlich zu machen, enthalten auch Butter und andere Milchprodukte von Natur aus die ach so gefürchteten Trans-Fettsäuren in einer Größenordnung von rund fünf Prozent. Dies entspricht in etwa dem Wert, den auch moderne, hochwertige Margarine aufweist. Einmal mehr zeigt diese Posse, dass man nicht jeder Propaganda unbesehen Glauben schenken, sondern lieber den eigenen Verstand einschalten sollte. Wie so oft ist es auch in diesem Fall eher ausschlaggebend, Einseitigkeit zu vermeiden, oder - wie schon Paracelsus dies in seinem berühmten Zitat festgestellt hatte: "Die Dosis macht das Gift!". Praktisch komplett frei von Trans-Fettsäuren sind übrigens lediglich natürliche, unbehandelte pflanzliche Öle und Fette.

Die üblichen Empfehlungen gehen in die Richtung, die tägliche Fettzufuhr sollte je zu einem Drittel aus gesättigten, einfach ungesättigten und mehrfach ungesättigten Fettsäuren bestehen. Als Daumenregel ist dies auf jeden Fall ein guter Ausgangspunkt. Insbesondere bei den gesättigte Fettsäuren, die sich neben den bereits erwähnten Quellen vor allem in Palmöl, in jeglicher Art von Milchprodukten sowie in fetten Fleischwaren finden, kann man ruhig auch ein bisschen darunter bleiben. Von den einfach ungesättigten Fettsäuren ist besonders erwähnenswert die Ölsäure, aus der das gute Olivenöl größtenteils besteht, dessen positive Effekte auf die Blutfette und das kardiovaskuläre System inzwischen unbestritten sind - Stichwort: Mediterrane Ernährung. Bei der Ölsäure handelt es sich übrigens um eine Omega-9-Fettsäure.

Zu den bedeutendsten Omega-6-Fettsäuren gehört die essentielle, zweifach ungesättigte Linolsäure, die sich in vielen pflanzlichen Ölen in hoher Konzentration findet. Aus ihr bildet der menschliche Stoffwechsel u.a. die ebenfalls zu den Omega-6-Fettsäuren zählende, dreifach ungesättigte Gamma-Linolensäure (GLA), die ansonsten eigentlich nur in Borretschöl (25%), Nachtkerzenöl (10%) und Hanföl (2%) in erwähnenswerten Anteilen enthalten ist. Diese wiederum bildet die Vorstufe für Dihomogammalinolensäure (DGLA), die einerseits die Grundlage für entzündungshemmende Substanzen bildet, andererseits aber auch für die vierfach ungesättigte Arachidonsäure, welche ansonsten nur in tierischen Fetten vorkommt. Letztere wiederum steht im Verdacht, entzündliche Vorgänge im Körper auszulösen, so dass sie bei bestimmten Erkrankungen, z.B. Rheuma oder Colitis ulcerosa, gemieden werden sollte. Infolge dessen bleibt der diesbezügliche Gesamteffekt der Linolsäure also höchst unübersichtlich.

Wenden wir uns damit nun den Omega-3-Fettsäuren zu, denen dieses Kapitel in erster Linie gewidmet sein soll. Hierbei steht für unsere Betrachtungen die dreifach ungesättigte Alpha-Linolensäure im Vordergrund, die für den menschlichen Organismus essentiell ist. Im Gegensatz zur fünffach ungesättigten Eicosapentaensäure (EPA), die aus ihr gebildet werden kann, und die ihrerseits weiter verstoffwechselt werden kann zur sechsfach ungesättigten Docosahexaensäure (DHA). An dieser Stelle wird es nun interessant, denn dieselben Enzyme, die aus der Linolsäure DGLA und Arachidonsäure herstellen, werden benötigt, um Alpha-Linolensäure in EPA umzuwandeln, was bedeutet, dass diese beiden Prozesse miteinander konkurrieren. Dies begründet daher auch den entzündungshemmenden Effekt von Alpha-Linolensäure, da sie zum einen enzymatische Kapazitäten bindet, die ansonsten für die Bildung von Arachidonsäure Verwendung fänden, andererseits stellt das aus ihr gewonnene EPA selbst wiederum eine Vorstufe für Substanzen dar, die sich sehr günstig auf die Linderung von Entzündungen auswirken. Dieser Mechanismus ist höchstwahrscheinlich ursächlich für die seit langem bekannten positiven und schützenden Wirkungen auf das Herz-Kreislauf-System und die Gelenke, die den Omega-3-Fettsäuren zugeschrieben werden, ebenso wie für die vorbeugenden Effekte in Bezug auf Diabetes.

Nach unserem Ausflug in die Biochemie befassen wir uns nun also mit den psychischen Effekten, die wir erwarten können, denn die positiven körperlichen Wirkungen sind bei weitem nicht die einzigen günstige Eigenschaften. In jüngster Vergangenheit mehren sich die Hinweise und Belege, dass die Omega-3-Fettsäuren darüber hinaus auch für das seelische Wohlbefinden von entscheidender Bedeutung sind. Eigentlich ist das kein Wunder, denn unser Gehirn besteht zu fast sechzig Prozent aus Fetten, so dass man durchaus erwarten darf, dass es eine Rolle spielt, ob man sich aus guten oder aus weniger vorteilhaften Fettquellen versorgt. Dabei scheinen vor allem zwei Aspekte im Vordergrund zu stehen. Zum einen werden unsere Nervenbahnen von einer Umhüllung umgeben, der sogenannten Myelinscheide, die für eine effiziente Informationsweiterleitung zwischen den Neuronen von großer Wichtigkeit ist. Sind hinreichend Omega-3-Fettsäuren vorhanden, so bleiben diese Hüllzellen geschmeidig. Besteht hingegen Mangel, so werden für den Aufbau ihrer Zellmembranen andere Fette verwendet, die im Ergebnis weniger brauchbar für die korrekte Reizleitung zu sein scheinen. Zum anderen deutet einiges darauf hin, dass Omega-3 ebenfalls wichtig ist für die Übertragung der Informationen von einer Nervenzelle zur nächsten, die am sogenannten synaptischen Spalt stattfindet und, anders als innerhalb einer Nervenbahn, nicht über elektrische Impulse geschieht, sondern durch die Ausschüttung von verschiedenen Botenstoffe, die als Neurotransmitter bekannt sind; zu diesen zählen u.a. Serotonin, Dopamin, Acetylcholin und Noradrenalin.

Seit langem weiß man, dass Störungen bei der Übertragung dieser Botenstoffe, beispielsweise weil eine zu geringe oder eine zu hohe Menge ausgeschüttet wird, sie nicht in angemessener Zeit wieder abgebaut werden, oder die Rezeptoren, also die Empfänger der Botenstoffe, blockiert sind, eine Hauptrolle bei der Entstehung und beim Verlauf von diversen psychischen Erkrankungen spielen, vor allem bei Depression, Manie und Schizophrenie. Daher setzen viele der modernen Psychopharmaka an genau dieser Stelle an, um den aus dem Lot geratenen Hirnstoffwechsel wieder in Ordnung zu bringen. Dies ist in den meisten, wenn auch bei weitem nicht in allen Fällen durchaus erfolgreich, und die psychiatrischen Erkrankungen lassen sich dadurch mindestens für die Dauer der Medikation durchaus in den Griff bekommen. Allerdings fordert dies oft einen nicht unerheblichen Preis in der Form von mehr oder weniger ausgeprägten Nebenwirkungen, zu denen neben Mundtrockenheit und Zittern der Hände häufig auch eine erhebliche Gewichtszunahme in sehr kurzer Zeit gehören, was nicht selten zu einem Abbruch der Behandlung führt und auf jeden Fall sowohl eine erhebliche physische als vor allem auch psychische Belastung darstellt.

Könnte es nun sein, dass aus den genannten Gründen bei einer ausreichenden Versorgung mit den Omega-3-Fettsäuren ein günstiger Einfluss auf den Verlauf von Depressionen und anderen Gemütserkrankungen möglich ist? Tatsächlich kamen verschiedenen Untersuchungen zu genau diesem Ergebnis, jedoch ist das Bild komplex. Beispielsweise scheint als Folge der bereits erwähnten Konkurrenzsituation in Bezug auf für die Verwertung notwendige Enzyme die Relation der Aufnahme von Omega-3- zu Omega-6-Fettsäuren von großer Bedeutung zu sein. Sind letztere im Übermaß vorhanden, so binden sie quasi alle Kapazitäten an sich und erstere liegen leider brach. Empfehlenswert scheint ein Verhältnis Omega-3 zu Omega-6 von etwa eins zu fünf. Solche Werte wurden in früheren Zeiten problemlos erreicht, ebenso wie auch heute noch in Kulturen, die traditionell viel Fisch verzehren. In unseren Breiten hat sich allerdings eine erhebliche Verschiebung ergeben, so dass eher Größenordnungen von eins zu zwanzig die Regel sein dürften, also in der Proportion deutlich zu viel Omega-6. Die Gründe dafür liegen in der eher fischarmen Ernährung, der Verwendung diesbezüglich weniger günstiger Speisefette und -öle sowie vor allem in der modernen Tierhaltung, denn die Fütterung mit aus Getreide hergestelltem Kraftfutter führt zu einer deutlichen Reduktion des Anteils an Omega-3-Fettsäuren in Milch und Fleisch, verglichen mit einer Ernährung mittels Grünfutter von der saftigen Weide. Nebenbei bemerkt zeigen andere gesättigte oder ungesättigte Fettsäuren keinen hemmenden Effekt auf den enzymatischen Umbau von Omega-3, so dass insbesondere das gesunde Olivenöl ebenfalls unter diesem Gesichtspunkt völlig unbedenklich verwendet werden kann.

Doch auch Omega-3 ist nicht gleich Omega-3. Offenbar zeigen sich antidepressive Wirkungen nur dann, wenn im Verhältnis mehr EPA als DHA aufgenommen wird. Andernfalls ergibt sich dem Anschein nach kein Effekt. Vor diesem Hintergrund ist auch zu bedenken, dass der menschliche Stoffwechsel Alpha-Linolensäure zu ca. fünf Prozent in EPA umwandelt, aber nur zu weniger als einem Prozent in DHA. D.h. zwar, dass in unserem Körper aus diesem Grundstoff insgesamt nur wenig des wichtigen Moleküls EPA gewonnen werden kann, aber die Relation zu DHA ist ausgezeichnet.

4. Quellen mit Omega-Gehalt

Woher bekommen wir nun aber überhaupt genügend Omega-3-Fettsäuren und wie viel sollte man eigentlich insgesamt zu sich nehmen, um mit Effekten rechnen zu können? Die Empfehlungen gehen in die Richtung, mindestens ein Gramm EPA am Tag zur Verfügung zu haben. Nach oben ist die Bandbreite recht groß, bis zu fünf Gramm pro Tag dürften auf jeden Fall als unbedenklich betrachtet werden, so man keine dem entgegenstehenden Vorerkrankungen aufweist. Am einfachsten funktioniert dies durch die Einnahme von Fischölkapseln, welche EPA und DHA in standardisierten Mengen enthalten. Meist werden diese aus Lachs gewonnen, teilweise auch aus Hochseefischen, z.B. Makrele und Hering, und sind mit Vitamin E angereichert, um die Oxydation der empfindlichen Öle zu verhindern. Nicht uninteressant sind dabei besonders zwei Aspekte: Zum einen werden diese Öle aus sogenannten Fisch'abfällen' hergestellt, die bei der Verarbeitung der Fische zu küchengerechten Waren nicht genutzt werden können und ansonsten allenfalls noch als Tierfutter verwendet oder gar entsorgt würden. Zum anderen sind diese Präparate auch praktisch vollständig frei von Schwermetallen oder anderen Schadstoffen, die bei vielen Fischen, insbesondere Raubfischen wie z.B. dem Thunfisch, ein Problem darstellen. Bitte beachten Sie bei den Angaben auf der Packung ein möglichst günstiges Verhältnis von EPA zu DHA, denn hier zeigen sich oft deutliche Abweichungen.

Seit kurzem gibt es als Alternative auch Kapseln, die aus Krill-Öl bestehen. Bei Krill handelt es sich um winzige Krebstierchen, die in teils riesigen Schwärmen in den Polarmeeren der südlichen Hemisphäre vorkommen und den wesentlichen Bestandteil des dortigen Zooplanktons bilden. Die Omega-3-Fettsäuren sind im Krill-Öl auf spezielle Weise gebunden, nämlich an sogenannte Phospholipide, wodurch sie vom Körper deutlich besser resorbiert werden können als aus dem normalen Fischöl, wo sie als Triglycerid-verbindungen vorliegen. Ein Übermaß an Triglyceriden in der Ernährung wird im Allgemeinen auch als eher bedenklich für das Herz-Kreislauf-System betrachtet, doch dürften die geringen Mengen, die man über solche Nahrungs-ergänzungsmittel für gewöhnlich zu sich nimmt, diesbezüglich kaum ins Gewicht fallen. Inwieweit sich tatsächlich ein Vorteil des Krill-Öls gegenüber Fischöl-Zubereitungen in der Wirkung auf die Werte der Blutfette belegen lässt, ist umstritten. Manche Studien deuten eine beträchtliche Überlegenheit an, andere finden keinerlei Differenzen. Interessanter ist da schon, dass im Krill-Öl der Anteil an EPA den des DHA um rund das Doppelte übersteigt, was eine sehr günstige Relation darstellt. Zusätzlich enthalten die aus den Minikrebsen hergestellten Kapseln als kleines Extra auch noch geringe Mengen an Astaxanthin. Mit dieser Substanz werden wir uns im Kapitel über Vitamin D noch etwas mehr beschäftigen. Ob indes all diese Aspekte letztlich den doch meist nicht ganz unerheblich höheren Preis von Krill-Öl-Präparaten wirklich rechtfertigen, muss natürlich jeder für sich selbst entscheiden.

Eine hervorragende und obendrein sehr schmackhafte Quelle für EPA und DHA stellen natürlich auch die Fische und Schalentiere selbst dar. Vor allem die fettreichen Arten wie Makrele, Hering, Sardine, Zuchtlachs und Thunfisch glänzen mit hohen Gehalten und obendrein einem ausgezeichneten Verhältnis von zwei zu eins zugunsten von EPA.

Seit einiger Zeit sind im Einzelhandel sogenannte Omega-3-Eier erhältlich, die versprechen, einen wesentlich höheren Anteil an diesen Fettsäuren zu enthalten als konventionelle Eier, indem die Hühner verstärkt mit Leinsamen und Algen gefüttert werden. Untersuchungen bestätigen die Behauptung tatsächlich, dass diese einen rund sechsfach höheren Gehalt aufweisen und zwar rund 0,8 Gramm pro Ei. Besonders positiv ist dabei die sehr günstige Relation von nur etwa eineinhalb mal mehr Omega-6 als Omega-3, während dieses Verhältnis bei Eiern ansonsten bei über zehn zu eins liegt, insbesondere bei Boden- und Käfighaltung und Fütterung mit Körnern. Die Eier von Hühnern, deren Kost zu beträchtlichen Teilen frische Grünpflanzen, Würmer und Insekten beinhaltet, weisen hingegen einen erheblich höheren Gehalt und ein sehr viel vorteilhafteres Verhältnis auf. Dabei liegen die Fettsäuren in den speziellen Omega-3-Eiern allerdings in erster Linie in Form von Alpha-Linolensäure vor und enthalten nur wenig DHA und fast kein EPA. All dies lässt somit den Schluss zu, dass sie als Ersatz für herkömmliche Eier durchaus ihre Berechtigung haben, wenn man die Einzelheiten beachtet.

In der folgenden Tabelle 1 finden Sie einen Überblick, welche Lebensmittel besonders reichhaltig an Omega-3-Fettsäuren sind (eigene Berechnungen, Mittelwerte aus vielen Quellen).

Selbstverständlich bieten auch einige pflanzliche Öle einen hohen Gehalt an Omega-3-Fettsäuren, indes lediglich in der Form von Alpha-Linolensäure. Beachtenswert ist dabei auch stets die Relation zu Omega-6-Fettsäuren. Am mit Abstand günstigsten schneidet hierbei das Leinöl ab, das obendrein deutlich mehr Omega-3 als Omega-6 aufzuweisen hat. Gute Werte bieten darüber hinaus noch Leindotter-, Hanf-, Raps-, Soja- und Walnussöl. Nicht unerwähnt bleiben dürfen vor allem auch die etwas exotischeren Öle aus den Samen des Spanischen Salbeis (Chia) und der Schwarznessel (Perilla) sowie des Wolfsmilchgewächses Sacha Inchi. Bei Hanföl brauchen Sie sich im Übrigen keine Sorgen zu machen (oder Hoffnungen - je nachdem): Es enthält praktisch nichts der berauschenden Substanz THC.

Lebensmittel	Gehalt
Lachs	3,0 %
Aal	2,0 %
Hering	2,0 %
Sardine	1,5 %
Makrele	1,5 %
Thunfisch	1,5 %
Forelle	1,0 %
Omega-3-Ei	1,0 %
Ei (herkömmlich)	0,2 %
Shrimps	0,2 %

Tabelle 1: Anteil an Omega-3-Fettsäuren

Um Ihnen das Abschätzen des Bedarfs zu erleichtern, können Sie in der alphabetisch geordneten Tabelle 2 auf der folgenden Seite die Angaben der relevanten Anteile an den Ω-Fettsäuren (Omega-Fettsäuren) sowie deren Verwendungsmöglichkeiten in der Küche ablesen, also insbesondere, ob man sie zum Braten oder Kochen einsetzten kann, denn viele der hochwertigen Öle sind dafür leider ungeeignet, andere sollten allenfalls leicht erhitzt werden (eigene Berechnungen, Mittelwerte aus vielen Quellen). Generell zum Kochen und Braten prädestiniert ist zum einen das bewährte Olivenöl, das zwar selbst keine Omega-3-Fettsäuren enthält, aber infolge seines geringen Gehalts an Omega-6-Fettsäuren auch keine Konkurrenzsituation zu diesen aufkommen lässt. Gut geeignet ist auch das Rapsöl, das allerdings geschmacklich für den einen oder anderen etwas gewöhnungsbedürftig sein könnte. Früher war es sogar ratsam, dieses zu erhitzen, da es Erucasäure enthielt. Dies ist eine einfach ungesättigte Omega-9-Fettsäure, die im Verdacht steht, gesundheitlich nicht ganz unproblematisch zu sein, da sie zu Herzverfettung und Schädigung des Herzmuskels führen könnte. Seit Mitte der Achtziger Jahre wird für den Verzehr in Deutschland jedoch praktisch nur noch die sogenannte 00-Qualität angebaut. Das ist eine moderne Zuchtsorte des Raps, die weniger als 0,1 Prozent Erucasäure enthält, also weit unter den gesetzlich zulässigen fünf Prozent. Wenn man jedoch auf Nummer Sicher gehen will, ist heiß machen sinnvoll, denn die Erucasäure zerfällt bei hohen Temperaturen rasch. Um ehrlich zu sein, eignet sich Rapsöl schon angesichts seines Eigengeschmacks ohnehin nicht wirklich gut für die Zubereitung von Salaten oder ähnlichem. Außerdem stehen uns für diesen Zwecke zahlreiche, dem Gaumen mehr zusagende Alternativen zur Auswahl.

Gerade in Bezug auf die pflanzlichen Öle ist jedoch eine wichtige Warnung angebracht. Diese müssen Sie unbedingt davor schützen, ranzig zu werden. Denn dann sind sie sogar ausgesprochen gesundheitsschädlich und nicht mehr zum Verzehr geeignet. Leider ist das gerade beim so wertvollen Leinöl ein großes Problem, denn dieses kippt besonders schnell um. Hinzu kommt, dass es ohnehin ein wenig bitter schmeckt, so dass es manchmal gar nicht so leicht zu bemerken ist, ob es womöglich schon nicht mehr genießbar ist. Inzwischen gibt es auch Leinöl, aus dem die natürlichen Bitterstoffe ausgefiltert wurden. Dieses kostet zwar etwas mehr, doch ich finde, die Investition ist schon aus geschmacklichen Erwägungen auf jeden Fall gerechtfertigt. Insgesamt ist es wichtig, pflanzliche Öle vor Licht, Sauerstoff und Wärme zu schützen, um das Ranzigwerden so lange wie möglich hinauszuzögern. Daher ist es ratsam, diese stets fest verschlossen im Kühlschrank aufzubewahren und innerhalb einiger Wochen nach dem ersten Öffnen zu verbrauchen. Lediglich bei Olivenöl ist das etwas schwierig, da es bei niedrigen Temperaturen fest wird, was die üblichen Arten der Verarbeitung praktisch unmöglich macht. Glücklicherweise ist gerade dieses recht unempfindlich und auch bei Zimmertemperatur ausgesprochen lange haltbar.

Öl/Fett	Ω-3	Ω-6	Ω-9	Gesätt.	Erhitzen
Arganöl	0 %	35 %	45 %	20 %	Ja
Borretschöl	20 %	50 %	20 %	10 %	Nein
Chiaöl	60 %	20 %	10 %	10 %	Ja
Distelöl	0 %	80 %	10 %	10 %	Nein
Erdnussöl	0 %	40 %	50 %	10 %	Ja
Hanföl	25 %	55 %	15 %	5 %	Nur leicht
Kokosfett	0 %	5 %	5 %	90 %	Ja
Kürbiskernöl	15 %	40 %	35 %	10 %	Nein
Leindotteröl	40 %	15 %	15 %	30 %	Ja
Leinöl	55 %	20 %	15 %	10 %	Nein
Macademianussöl	0 %	5 %	80 %	15 %	Ja
Maiskeimöl	0 %	60 %	25 %	15 %	Nur leicht
Nachtkerzenöl	0 %	80 %	10 %	10 %	Nein
Olivenöl	0 %	5 %	85 %	10 %	Ja
Palmkernöl	0 %	5 %	15 %	80 %	Ja
Palmöl	0 %	15 %	40 %	45 %	Ja
Perillaöl	60 %	15 %	15 %	10 %	Nein
Rapsöl	10 %	20 %	60 %	10 %	Ja
Sacha Inchi	50 %	35 %	10 %	5 %	Nein
Sesamöl	0 %	40 %	45 %	15 %	Nur leicht
Sojaöl	10 %	55 %	20 %	15 %	Ja
Sonnenblumenöl	0 %	70 %	20 %	10 %	Ja
Traubenkernöl	0 %	70 %	20 %	10 %	Ja
Walnussöl	15 %	50 %	20 %	15 %	Nein
Weizenkeimöl	5 %	50 %	25 %	20 %	Nein

Tabelle 2: Ω- und gesättigte Fettsäuren in Ölen und Fetten

Insgesamt möchte ich Sie auf jeden Fall darauf hinweisen, dass depressive Episoden jedes Schweregrades sowie auch alle anderen psychiatrischen Störungen immer in die Hände eines erfahrenen Fachmediziners gehören. Es handelt sich dabei stets um sehr ernste Erkrankungen, die in bestürzend vielen Fällen tödlich enden. Dies muss nicht sein, denn inzwischen stehen unterschiedliche, sowohl medikamentöse als auch psychotherapeutische Ansätze zur Verfügung, um Besserung und Heilung mit vertretbarem zeitlichen Horizont erreichen zu können. Dennoch ermutige ich Sie ausdrücklich, Ihre eigenen Erfahrungen mit den Omega-3-Fettsäuren zu machen, denn die Forschungsergebnisse in diesem Zusammenhang sind faszinierend. Zumindest unterstützend sollten diese bei der Behandlung von Depressionen Berücksichtigung finden, und auch unter prophylaktischen Gesichtspunkten dürfte ein ausreichende Versorgung damit gewiss eine gute Empfehlung sein, denn wie aus der Beschreibung der Wirkungsmechanismen deutlich geworden sein dürfte, wird sich der Effekt erst nach und nach einstellen. Eine sofortige Stimmungsaufhellung ist daher eher nicht zu erwarten. Dass es auch Stimmen gibt, die behaupten, die Pharmaindustrie habe kein gesteigertes Interesse daran, die Forschungsergebnisse auf diesem Gebiet allzu publik werden zu lassen, möchte ich an dieser Stelle lediglich unkommentiert erwähnen. Richtig ist auf jeden Fall, dass mit Antidepressiva sehr viel Geld umgesetzt wird. Ähnliches gilt auch für Neuroleptika, die für die Behandlung von Schizophrenie verwendet werden, sowie für das Methylphenidat, welches die Standardmedikation bei ADHS darstellt. Auch bei diesen Störungen verdichten sich inzwischen die Hinweise, dass ein Mangel an Omega-3-Fettsäuren bei Entstehung und Verlauf eine Rolle spielen könnte, ebenso sogar bei den Symptomen einer Borderline-Persönlichkeit. Besonders sei noch auf das verbreitete Phänomen der Wochenbettdepression hingewiesen. Während der Schwangerschaft ist die Ausstattung mit Omega-3 besonders bedeutend, zumal der Körper der werdenden Mutter in erster Linie bemüht ist, vor allem das entstehende Kind hinreichend damit zu versorgen. Bei unzureichender Zufuhr führt dies deshalb bei der Frau beschleunigt zu einem Mangel, dessen ursächlicher Zusammenhang mit dem Auftreten der postnatalen Depression inzwischen intensiv diskutiert wird.

Studieren mit Probieren

Zwar litt ich nicht an depressiven Verstimmungen, obendrein nahm ich ohnehin seit langem täglich eine Fischöl-Kapsel als Nahrungsergänzung zu mir und verspeiste für gewöhnlich auch mehrmals pro Woche Meeresfrüchte unterschiedlichster Art, benutzte zum Kochen und Braten jedoch fast ausschließlich Oliven- und Traubenkernöl. Insofern ging ich davon aus, dass bei mir sicherlich kein akuter Mangelzustand an Omega-3-Fettsäuren vorliegen dürfte, zumal auch mein Blutdruck, meine Blutfette sowie der durch Ultraschalluntersuchungen feststellbare Zustand meiner Arterien keinen Grund zur Beanstandung gaben. Dennoch, oder vielleicht auch gerade deshalb, wollte ich die neugewonnenen Erkenntnisse über die Wirkung einer gesteigerten Aufnahme am eigenen Leib testen, denn schließlich sagt schon ein altes Sprichwort: "Probieren geht über studieren!".

Ich besorgte mir also umgehend einen größeren Vorrat an Lachsöl-Kapseln, denn von nun an sollte die Dosis auf vier Stück pro Tag gesteigert werden, was etwa 0,75 Gramm EPA und 0,5 Gramm DHA entspricht. Dazu kaufte ich eine Dose hochwertiges Leinöl sowie eine Flasche Rapsöl, die nun vorerst das Olivenöl beim Kochen und Braten ersetzen sollte. Zusätzlich wurde auch noch ein größerer Vorrat diverser Fischspeisen im Gefrierfach gelagert, und die Omega-3-Eier zogen in den Kühlschrank ein. Somit war alles bereit für das Experiment.

Morgens nahm ich gleich nach dem Aufstehen, noch vor der ersten Mahlzeit, einen Esslöffel Leinöl zu mir, denn nüchtern ist die enzymatische Situation optimal für die Verarbeitung und Umwandlung der darin enthaltenen Alpha-Linolensäure. Nach Frühstück und Mittagessen gab es jeweils eine Kapsel Lachsöl und zum Abendessen sogar zwei. Zusätzlich stand dazu noch mindestens eine Fischmahlzeit pro Tag auf dem Speiseplan, natürlich zubereitet mit reichlich Rapsöl. Für das Anmachen von Salat fand jetzt Hanföl Verwendung, was zunächst durchaus eine gewisse geschmackliche Neuanpassung erforderte.

Es dauerte ungefähr vier bis fünf Wochen, bis ich den Eindruck bekam, dass sich tatsächlich etwas in Bezug auf meine Stimmung und meinen Antrieb tat. Ich wurde fast von Tag zu Tag ausgeglichener und fröhlicher, war voller

Tatendrang, wesentlich aktiver, motivierter und auch erheblich kontaktfreudiger. Zusätzlich stieg mein Selbstbewusstsein, was für manche Personen aus meinem nächsten Umfeld nicht ganz so leicht zu verdauen war. Gerade dieser letzte Aspekt demonstrierte mir allerdings, dass sich offenbar durchaus etwas an meinem Verhalten und an meiner Außenwirkung verändert haben musste, und ich mir das nicht einfach nur einbildete, was ja durchaus möglich gewesen wäre, denn die subjektive Wahrnehmung spielt einem gerade bei solchen Angelegenheiten schnell mal einen Streich. Jedenfalls fand ich mich nach und nach in einem Zustand, der manchmal schon fast an eine leichte Hypomanie heran reichte, und den ich alles in allem als sehr angenehm wahrnahm. Nach etwa drei Monaten fand ich, dass die Zeit gekommen war, auf die morgendlichen Öleinnahmen verzichten zu können und auch nicht mehr jeden Tag Fisch essen zu müssen, sondern zwei- bis dreimal in der Woche eine angemessene Größenordnung sein dürfte. Die Lachsölkapseln nehme ich allerdings nach wie vor und kann nun nach einigen Monaten konstatieren, dass sich die positiven Effekte stabilisiert haben und weiterhin andauern, so dass ich es auch zukünftig in dieser Weise beibehalten werde.

5. Gesund und munter mit Sonnenschein

Im Grunde gehört die als Vitamin D (präzise: Vitamin D3) bekannte Substanz Colecalciferol gar nicht zur Gruppe der Vitamine im engeren Sinne, denn deren Definition beinhaltet wesentlich die Anforderung, dass der menschliche Körper diese lebenswichtigen Substanzen nicht selbst herstellen kann und daher auf die Zufuhr von außen über die Nahrung angewiesen ist. Insofern gehören eher die Alpha-Linolensäure und die Linolsäure in diese Kategorie, und Vitamin D wäre eigentlich als Hormon zu betrachten. Die Zuordnung ist wohl in erster Linie historisch zu erklären, denn als verschiedene, früher weit verbreitete Krankheiten, nach und nach auf den Mangel an neu entdeckten Substanzen in Nahrungsmitteln zurückgeführt werden konnten, bekamen diese jeweils das Prädikat 'Vitamin' zuerkannt, was soviel bedeutet wie: Zum Leben notwendig. Am bekanntesten ist dabei sicherlich die Geschichte des vor allem bei Seefahrern gefürchtete und oft tödlich verlaufenden Skorbuts, der die Folge des Fehlens von Vitamin C (Ascorbinsäure) aufgrund der einseitigen Ernährung auf langen Schiffsreisen war. Erst als es üblich wurde, Zitrusfrüchte und Sauerkraut als Verpflegung mit an Bord zu nehmen, verschwand dieses Problem allmählich, freilich ohne dass man damals schon gewusst hätte, welches Molekül eigentlich die zentrale Rolle dabei spielt. Ebenso war die durch den Mangel an Vitamin B1 (Thiamin) verursachte Krankheit Beri-Beri einst eine häufige Plage und wurde noch bis zu Beginn des 19. Jahrhunderts für eine Infektionskrankheit gehalten. Umso erschreckender ist, dass der Vitamin-B1-Mangel auch heute sogar in unseren Breiten noch vorkommt, und zwar vor allem bei langjährigen Alkoholikern, die als Folge ihrer Fehlernährung im Laufe der Zeit das sogenannte Korsakow-Syndrom entwickeln, das sich hauptsächlich in umfangreichen Gedächtnisstörungen zeigt.

Bei Kindern beobachtete man verstärkt in der Zeit der Industriellen Revolution das Auftreten der Rachitis, die sich in erster Linie in deformiertem Knochenwuchs und vorgewölbtem Buch äußert. Als der kausale Zusammenhang dieser Krankheit mit einer bestimmten chemischen Substanz identifiziert wurde, lag es daher nahe, auch diese als Vitamin zu klassifizieren und mit dem Buchstaben 'D' zu versehen, entsprechend der Reihenfolge der Entdeckung nach dem Vitamin C. Daher ist eine der wichtigsten Wirkungen des Vitamin D schon seit dessen Fund wohlbekannt, nämlich die Bedeutung für die Stabilität unserer Knochen. Nur bei ausreichender Versorgung kann unser Körper genügend Kalzium in das Skelett einlagern, was nicht nur in der Wachstumsphase entscheidend ist, sondern ein Leben lang, so dass ein Mangel über kurz oder lang zu Osteoporose, also brüchigen Knochen, führen kann, die vor allem bei Frauen nach der Menopause häufig auftritt.

Ein weiterer elementarer Einfluss auf unseren Gesundheitszustand und vor allem für die Effektivität unseres Immunsystems ist noch nicht so lange erforscht und auch heute noch völlig unterschätzt. Vitamin D wird als Co-Faktor von den T-Helferzellen benötigt, damit diese ihre zentrale Aufgabe innerhalb der Infektabwehr uneingeschränkt erfüllen können. Die lebenswichtige Bedeutung der Aktivitäten dieses Zelltyps dürfte inzwischen jedem durch die schreckliche Krankheit AIDS drastisch vor Augen geführt worden sein. Denn das Virus HIV, das diesen Kollaps des Immunsystems verursacht, greift genau diese Art von Zellen an und führt im Laufe des Fortschreitens der Erkrankung dazu, dass deren Anzahl im Blut beständig abnimmt, bis irgendwann zu wenige übrig sind, und sich der Körper der Betroffenen gegen alle erdenklichen Krankheitserreger nicht mehr wehren kann, von denen viele für einen intakten Organismus völlig harmlos wären. Die Folgen sind ein rapider körperlicher und oft auch demenzieller Verfall sowie letztlich ein qualvoller Tod.

Doch auch bei einem gesunden Menschen, der über eine exzellente Anzahl an T-Helferzellen verfügt, können diese nur dann angemessen ihre Dienste verrichten, wenn eine hinreichend hohe Konzentration an Vitamin D im Blutkreislauf vorhanden ist. Denn ansonsten reagieren sie nur äußerst träge und im Extremfall überhaupt nicht mehr auf das Eindringen von Krankheitserregern, so dass sich diese relativ ungehindert ausbreiten können. Ein ausgeprägter Vitamin-D-Mangel hat insofern eine drastisch erhöhte Infektanfälligkeit und einen gravierend ernsterer Verlauf von Erkrankungen zur Folge, bis hin zu lebensbedrohlichen Komplikationen. Wenn man es überspitzt formulieren möchte, kann das durchaus dazu führen, dass man Symptome wie bei AIDS entwickelt, ohne mit HIV infiziert zu sein. Der Mechanismus ist jedenfalls durchaus vergleichbar, allerdings mit dem entscheidenden Unterschied, dass die Unterversorgung an Vitamin D ziemlich einfach und rasch behoben werden kann, während eine Infektion mit HIV zwar inzwischen recht gut medikamentös behandelbar ist und eigentlich nicht mehr zum Ausbruch von AIDS führen muss, aber dennoch nach wie vor chronisch ist und nicht geheilt werden kann.

Damit ist die Rolle, die das Vitamin D für das reibungslose Funktionieren physiologischer Abläufe und damit für den Erhalt unserer Gesundheit und unseres Wohlbefindens spielt, noch lange nicht in ihrer gesamten Bedeutung erfasst. Eine zufriedenstellende Versorgung kann bei der Vorbeugung eines breiten Spektrums von Beschwerden entscheidend sein: Angefangen bei Herz-Kreislauf-Erkrankungen, über Verdauungsschwierigkeiten, Muskelschmerzen und neurologische Probleme bis hin zu Diabetes und sogar Krebs. Stets zeigt sich ein positiver und protektiver Effekt. Nicht zuletzt profitiert auch und gerade unsere psychische Stabilität und Belastbarkeit nachhaltig von einem optimalen Vitamin-D-Status. Schauen wir uns zur Illustration die Geschichte meines alten Freundes Philipp an.

Philipp - Leiden mit Happy-End

Philipp hatte schon seit Jahren mit ständigen Verdauungsproblemen zu kämpfen. Neben häufigen Blähungen und gelegentlichen leichten Bauchschmerzen lag jedoch die Hauptbeschwerde darin, dass sein Stuhl praktisch nie eine gesunde Konsistenz aufwies. Er hatte zwar selten wirkliche Durchfälle, jedoch fand er täglich in der Toilettenschüssel eine breiige bis matschige Masse vor, die keine Ähnlichkeit mit den wohlgeformten Würsten hatte, wie man sie aus gastroenterologischen Lehrbüchern im Kapitel Defäkation als ideale Variante kennt.

An und für sich verpflegte er sich abwechslungsreich und mit viel frischem Obst und Gemüse, so dass es an seiner Ernährung eigentlich nicht liegen konnte. Natürlich beunruhigte ihn die Situation zusehends, so dass er irgendwann einen Arzt aufsuchte. Stuhlproben blieben ohne Befund, und es waren keinerlei Keime auffindbar, die für die Störungen ursächlich hätten sein können. Auch eine umfassende Blutanalyse erbrachte keine Hinweise auf mögliche Erkrankungen. Daher wurden nun zunächst eine Magenspiegelung sowie später noch eine Koloskopie anberaumt. Doch außer einer leichten lokalen Entzündung im Dickdarm konnte nichts gefunden werden. Lediglich den Rat, jeden Tag einen Esslöffel Flohsamenschalen zu sich zu nehmen, bekam er noch mit auf den Weg. Diese speziellen Ballaststoffe bewirkten nach einigen Tagen tatsächlich eine gewisse Verbesserung der Situation, aber wirklich in Ordnung war es immer noch nicht. Zu allem Übel hielt diese Milderung der Beschwerden auch nur ein paar Wochen an, dann wurde es Tag für Tag wieder übler, bis alles erneut war wie zuvor.

Eines war jedoch sehr seltsam. Philipp nutzte den Großteil seines Jahresurlaubs dazu, jeden Winter für ein paar Wochen auf die Kanarischen Inseln zu fliegen, um der Kälte in Deutschland zu entfliehen. Dort angelangt dauerte es meist nur drei bis vier Tage, bis seine Verdauungsprobleme auf sonderbare Weise vollständig verschwunden waren. Die ganzen Ferien über und auch noch einige Zeit nach der Rückkehr nach Hause war alles bestens, bis das bekannte Theater nach und nach wieder von vorne begann. Eine richtige Erklärung für dieses Phänomen konnte er nicht finden. Beim ersten Mal hielt er es schlicht für Zufall, doch als es jedes Jahr auf die gleiche Weise verlief, konnte er das so nicht mehr abtun. Lag es vielleicht an der Nahrung? Wirklich grundlegend andere Dinge als zuhause aß Philipp auf Teneriffa und Gran Canaria im Grunde auch nicht. Etwas mehr Fisch und Schalentiere vielleicht sowie täglich ein frisch gepresstes Glas Orangensaft zum Frühstück. Konnte das so einen immensen Effekt bewirken? Einen Versuch war es wert, so dass er fortan auch nach seiner Rückkehr ins Alltagsleben häufiger Meeresfrüchte auf dem Speisezettel hatte und sich zusätzlich jeden Tag einige Orangen auspresste. Doch leider war dies nicht von Erfolg beschieden, und so war es wie üblich nur eine Frage der Zeit, bis seine Verdauung wieder die allzu vertrauten, unerfreulichen Formen angenommen hatte.

Daneben plagten Philipp auch noch diverse andere kleinere und größere Zipperlein, wie z.B. ständige Müdigkeit, diffuse Muskelschmerzen und häufige Erkältungen. Eine gewisse Panik hatte ihn daher schon einmal beschlichen gehabt, er könnte sich vielleicht mit einem bekannten gefährlichen Virus infiziert haben. Da er auch zu einer gewissen Ängstlichkeit neigte, schob er einen entsprechenden Test lange vor sich her. Irgendwann konnte er sich dann doch dazu durchringen, doch das Ergebnis war negativ. Eigentlich eine erfreuliche Nachricht, war er in gewisser Weise zwar erleichtert, andererseits fiel damit wieder eine mögliche Ursache für seine Gesamtkonstitution weg, so dass er nun sogar noch beunruhigter war, was denn eigentlich mit ihm los sei, und es wohl überhaupt keine Hoffnung mehr gäbe, dass sich an seinem Zustand jemals irgendetwas wird bessern lassen.

Eher zufällig erzählte ich Philipp einmal bei einem Treffen, dass ich bei einer meiner üblichen Recherchen auf einige interessante Veröffentlichungen und Studien gestoßen sei, welche die seit langem herrschende Panikstimmung in Bezug auf Sonnenschein und UV-Strahlung in einem buchstäblich völlig neuen Licht erscheinen ließen. Natürlich listete ich die vermutlichen Folgen eines chronischen Vitamin-D-Mangels auf. Während meiner Darlegungen wurden zunächst seine Augen größer und dann sein Mund immer offener. Langsam dämmerte ihm, woher womöglich der Wind wehen könnte. Auch Philipp hielt sich stets von der Sonne fern, zumal er ein eher hellerer Typ mit dunkelblonden Haaren und blauen Augen war. Abgesehen davon hatte er einen Büro-Job, bei dem er sich ganztägig im geschlossenen Raum aufhielt. Am Wochenende ging er meist erst spätabends aus dem Haus. Ganz abgesehen davon, dass das Wetter in unseren Breiten auch tagsüber meist nicht viel Sonne zu bieten hat. Nur bei seinem Winterurlaub im Süden nahm er es nicht ganz so genau. Er benutzte zwar stets Sonnenschutzmittel, aber nicht so gründlich und konsequent, wie die Hersteller und die Hautärztegilde das unentwegt empfehlen. Außerdem hielt er sich ohnedies mehr im lichten Schatten auf als in der prallen Sonne, und von daher empfand er es auch als lässlich, dabei allzu penibel vorzugehen. Somit blieben vor allem die Beine und die Teile seines Rückens, die er selbst nicht erreichen konnte, fast immer ohne Lichtschutzfaktoren.

Aufgeregt wollte er immer mehr darüber wissen. Ganz genau die möglichen Folgen und vor allem, was er denn machen könne, und wie lange es dauern würde, bis sich feststellen ließe, ob sich was bessert. Jetzt fiel ihm auch wieder ein, dass bei seiner Blutanalyse ein abnorm niedriger Vitamin-D-Spiegel von nur 10 Nanogramm je Milliliter diagnostiziert worden war, jedoch die Sprechstundenhilfe vergessen hatte, das eigentlich zu dessen Behebung verordnete Präparat als Rezept auszustellen. Philipp hatte das Fehlen zwar tags drauf bemerkt, aber nichts weiter unternommen. Schließlich war das ja nur ein Vitamin - was könne das schon ausmachen?

Jetzt konnte er es natürlich nicht mehr erwarten, am

folgenden Montag kurz nach Öffnung der Praxis dort anzurufen und die umgehende Zusendung des Rezeptes einzufordern. Zwar bedurfte es einiger interner Abstimmungen und Diskussionen zwischen Arzt und Sprechstundenhilfe, jedenfalls deutete dies die ausgedehnte Dauer an, während derer sich Philipp zwischenzeitlich eine beständig wiederkehrende, leicht nervende Melodie in der Leitung anhören musste. Letztlich versprach man ihm, dass er das Rezept umgehen mit der Post erhalten würde. Er hatte es tatsächlich bereits am nächsten Tag im Briefkasten, eilte damit zur Apotheke, wo man es erwartungsgemäß nicht vorrätig hatte, sondern erst bestellen müsse. Wiederum einen Tag später konnte Philipp die ersehnte Packung dann doch endlich in Empfang nehmen. Wie verschrieben nahm er die Kapseln zu sich, und es dauerte in der Tat nur gut eine Woche, bis seine Verdauung mustergültig funktionierte. Die Muskelschmerzen, Verspannungen und seine Abgeschlagenheit bedurften etwas mehr Geduld, doch es schien auch bei diesen Symptomen rasch eine leichte, aber beständige Besserung einzusetzen, und nach gut zwei Monaten erklärte er sich für beschwerdefrei.

6. Herstellung mit der Haut

Vitamin D wird in der menschlichen Haut unter dem Einfluss von ultravioletter Strahlung vom Typ B (UV-B) gebildet. UV-Strahlung liegt jenseits des Bereichs des für das menschliche Auge sichtbaren Lichts im kurzwelligen Spektrum, d.h. sie ist energiereicher als die Regenbogenfarben, die wir sehen können. Dabei ist die UV-B-Strahlung von noch höherer Frequenz als der UV-A-Anteil des Sonnenlichts und dringt tiefer in die Haut ein. Für die Bräunungswirkung ist indes vor allem UV-A verantwortlich.

In den Wintermonaten, etwa von Oktober bis März, ist der Stand der Sonne über dem Horizont in Deutschland so niedrig, dass praktisch keinerlei UV-B-Strahlung mehr den Boden erreicht, denn als Folge des sehr schrägen Einfallswinkels des Lichts muss dieses einen sehr viel weiteren Weg durch die Atmosphäre zurücklegen als im Sommer, so dass dadurch der gesamte UV-B-Anteil herausgefiltert wird. Es liegt mithin nicht an unserer dickeren Kleidung oder den deutlich kürzeren Tagen, dass wir im Winter unseren Vitamin-D-Bedarf nicht über die Haut decken können, sondern an den natürlichen

Gegebenheiten. Überspitzt formuliert ließe sich sagen, dass man im Dezember auch nackt in die Mittagssonne sitzen könnte, ohne auch nur ein einziges Molekül an Colecalziferol zu bilden. Auch die Lage über dem Meeresspiegel ist von Bedeutung, denn je höher man sich aufhält, desto dünner ist die Atmosphäre, die das Sonnenlicht durchqueren muss, und desto mehr UV-Strahlung erreicht somit den Boden. Natürlich spielt auch die Witterung eine Rolle, denn bei bedecktem Himmel gelangt kaum noch ultraviolettes Licht hindurch, während bei lockerer Schäfchenbewölkung aufgrund von Streuungseffekten die Intensität sogar höher sein kann als bei wolkenlosem Himmel. Auch die Beschaffenheit der Umgebung hat Einfluss, denn unmittelbar am Strand reflektiert die Wasseroberfläche zusätzlich die einfallende Strahlung und erhöht dadurch deren Stärke. Dies alles ist zu berücksichtigen, sowohl in Bezug auf das Ausmaß an Sonnenexposition, die erforderlich ist, um hinreichend Vitamin D in der Haut synthetisieren zu können, als auch um einschätzen zu können, welche Vorkehrungen zu treffen sind, um sich vor einem Übermaß an UV-Licht zu schützen.

Die Halbwertszeit von Vitamin D im Körper ist relativ lang und kann von Person zu Person obendrein deutlich variieren. Im Schnitt liegt sie zwischen drei und acht Wochen. Dies bedeutet, dass nach Ablauf dieser Frist nur noch die Hälfte des Ursprungswertes im Blut vorhanden ist. Nach einem weiteren Verstreichen der Zeitspanne ist dann allerdings nicht, wie manchmal irrtümlich angenommen wird, gar nichts mehr übrig, sondern wiederum halb soviel wie beim dafür gültigen Ausgangswert. Unterstellen wir einmal den sehr günstigen Fall eines individuellen Wertes von zwei Monaten, so können wir daher abschätzen, dass diese Person am Ende des Winters nur noch ein Viertel der Vitamin-D-Konzentration im Blut haben wird, mit der sie vier Monate zuvor gestartet war (siehe Abbildung 2); natürlich unter der Annahme, dass zwischenzeitlich keine Zufuhr über die Nahrung stattgefunden hat. Das heißt nichts anderes, als dass selbst dann, wenn im Herbst eine sehr gute Versorgungslage gegeben war, bis zum nächsten Frühjahr erheblich zu niedrige Werte erreicht sein werden. Noch dramatischer sieht es natürlich aus, wenn die persönliche Halbwertszeit bei nur vier Wochen liegt, denn dann sind im März gerade mal noch rund sechs Prozent des Ausgangswertes vom 1. November übrig. Da die Bestimmung der individuellen Abbaurate nur mit viel Aufwand möglich ist, sollte man sicherheitshalber ohnehin von der ungünstigeren Variante ausgehen.

Vermutlich wird solch ein vorübergehender Mangel noch keine gravierenden Auswirkungen zeitigen, allerdings ist man von einer optimalen Situation trotzdem weit entfernt. Wirklich kritisch wird es hingegen, wenn eine Unterversorgung schon zu Beginn der kalten und dunklen Jahreszeit bestanden hatte. Erschreckenderweise ist gerade das in unseren Breiten leider eher die Regel als die Ausnahme. Eine erhöhte Infektanfälligkeit ist dabei nur eine der möglichen Folgen. Vielleicht ist es deshalb auch kein Zufall, dass im Winter mehr Leute unter häufigen Erkältungskrankheiten zu leiden haben, sondern hat weit mehr mit diesen Zusammenhängen zu tun als mit dem Umstand, dass es draußen feucht und kühl ist.

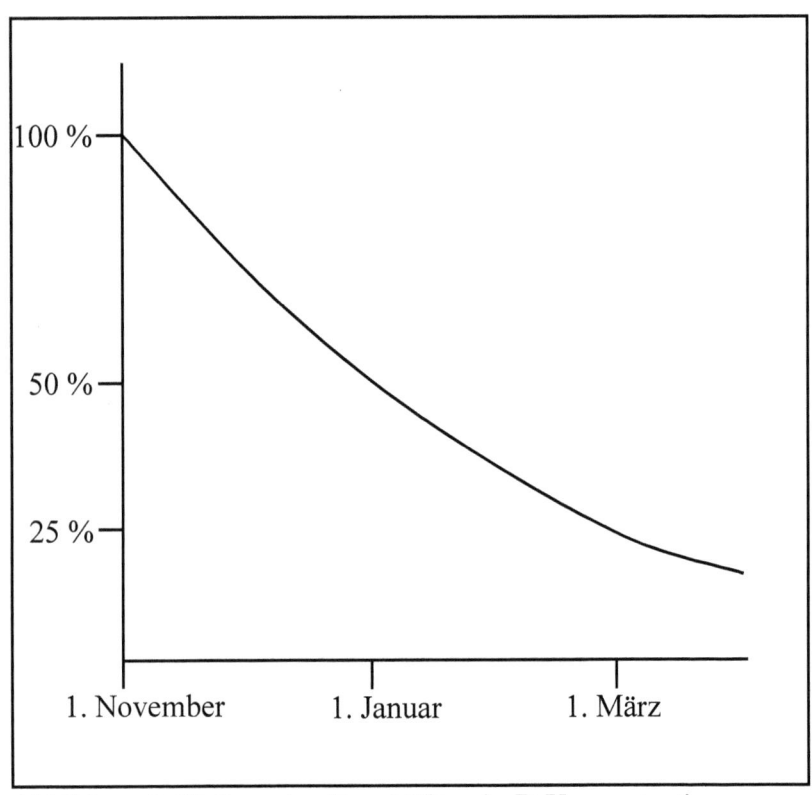

Abbildung 2: Halbwertszeit und Vitamin-D-Konzentration

7. Hülle mit Typen

Ein wichtiger Einflussfaktor auf die Menge und Geschwindigkeit, mit der das Sonnenvitamin in der Epidermis hergestellt werden kann, ist der sogenannte Hauttyp. Je hellhäutiger ein Mensch ist, desto schneller und intensiver läuft die Synthese ab. Dies ist leicht nachzuvollziehen, denn die geringere Pigmentierung bedeutet nichts anderes, als dass die Sonnenstrahlen ungehinderter in die Haut eindringen können. Daher divergiert ja auch die Eigenschutzzeit, also die Dauer, die jemand in der Sonne verbringen darf, ohne einen Sonnenbrand zu bekommen. Die Tabelle 3 unterstützt Sie daher bei der persönlichen Einschätzung. Sie können anhand der Merkmale der verschiedenen Hauttypen recht einfach beurteilen, zu welcher Kategorie Sie gehören. Daraus ersehen Sie dann, wie lange Sie sich mit ungeschützter und nicht vorgebräunter Haut maximal der Sonnenstrahlung aussetzen dürfen, ohne einen Sonnenbrand befürchten zu müssen. Im Zweifelsfalle sollte man sich bei der Abschätzung eher an der niedrigeren Kategorie orientieren.

Einleuchtend ist, dass die Haut, desto länger und stärker schützen kann, je dunkler sie ist. Insgesamt benötigt daher eine Person mit hellem Hauttyp nur einen erheblich kürzeren Aufenthalt in der Sonne, um die gleiche Menge an Vitamin D zu produzieren wie ein sehr dunkelhäutiger Mensch. Dies gilt selbstverständlich auch in Bezug auf die Stärke der erreichten Sonnenbräune. Gegen Ende des Sommerurlaubs benötigt man also mehr Zeit, kann sich aber auch länger ohne Bedenken in der Sonne aufhalten. Ist es nicht genial, wie die Natur dies eingerichtet hat?

Hauttyp	Beschreibung	Eigen-schutzzeit
I	- sehr heller Hauttyp - oft Sommersprossen - hellblonde oder rote Haare - blaue, grüne oder hellgraue Augen - sehr schnelle Rötung bei Sonne - kein oder minimaler Bräunungseffekt	unter 10 Minuten
II	- helle Haut - häufig Sommersprossen - blonde bis hellbraune Haare - blaue, graue oder grüne Augen - Sonne rötet die Haut schnell - geringer Bräunungseffekt	10 bis 20 Minuten
III	- normale Hautfarbe - selten Sommersprossen - dunkelblondes bis hellbraunes Haar - dunkelblaue bis braune Augen - kaum Rötung bei mäßiger Sonne - mittlerer Bräunungseffekt	20 bis 30 Minuten
IV	- bräunliche Haut auch ohne Sonne - keine Sommersprossen - braune Augen - braunes oder schwarzes Haar - selten Rötung durch Sonne - deutlicher Bräunungseffekt	30 bis 60 Minuten
V	- dunkle Haut auch ohne Sonne - keine Sommersprossen - dunkle Augen - schwarzes Haar - schneller und tiefer Bräunungseffekt	über 60 Minuten
VI	- dauerhaft braune bis schwarze Haut - keine Sommersprossen - schwarze Augen - schwarze Haare - so gut wie nie Sonnenbrand	über 90 Minuten

Tabelle 3: Hauttypen

8. Saisonale Depression vermeiden mit Helligkeit

Auch bei der Herbst-Winter-Depression spielt das Licht eine wichtige Rolle. Viele Menschen befällt bei kürzer werdenden Tagen, so etwa ab November eine deutliche Stimmungseintrübung, die einige Monate anhält und sich oft schon in den ersten Wochen des neuen Jahres, spätestens aber im Frühling wieder auflöst. Häufig ist diese depressive Niedergeschlagenheit verbunden mit einem merklich erhöhtem Schlafbedürfnis sowie verstärktem Hunger, vor allem auf Kohlenhydrate, also allen voran Süßigkeiten, was sich alsbald durch das eine oder andere Kilo mehr auf der Waage bemerkbar macht. Neben dem wiederkehrenden saisonalen Muster bilden gerade diese Aspekte einen erkennbaren Unterschied zur klassischen depressiven Episode, die in aller Regel mit Appetitverlust und resultierender Gewichtsabnahme sowie deutlichen Schlafstörungen, insbesondere morgendlichem Früherwachen einhergeht. Das liegt unter anderem auch an divergierenden biochemischen Zusammenhängen. Während bei der 'normalen' Depression vor allem Störungen im Stoffwechsel der Neurotransmitter Serotonin und Noradrenalin eine wichtige Rolle spielen, ist dies bei der Herbst-Winter-Depression etwas anders gelagert. Daher wirken die üblichen Antidepressiva, die an diesen Übertragungsvorgängen ansetzen, hierbei zwar mitunter durchaus symptomatisch, sind allerdings vollkommen unnötig.

Unser Schlaf-Wach-Rhythmus wird gesteuert durch das Hormon Melatonin, das von der Epiphyse, die auch als Zirbeldrüse bekannt ist, ausgeschüttet wird. Dieser Vorgang wiederum wird gesteuert über die Lichtintensität, die auf die Netzhaut der Augen trifft. Ist diese hoch genug, so ergeht ein Signal an die Epiphyse, kein Melatonin mehr ins Blut auszuschütten, was bewirkt, dass wir wach und aktiv sind. Sobald es um uns herum dunkel wird, beginnt hingegen die Freisetzung des Schlafhormons, so dass wir uns energielos und müde fühlen. Im Sommer funktioniert dieser Mechanismus im Allgemeinen tadellos, doch sobald es draußen trüb und kalt wird, ist die Lichtintensität in geschlossenen Räumen, in denen sich die meisten von uns gerade dann praktisch den ganzen Tag aufhalten, nicht mehr hoch genug, um die Ausschüttung von Melatonin gänzlich zu unterbinden, so dass permanent ein mehr oder weniger hoher Pegel im Blut vorhanden ist, was zu den beschriebenen Konsequenzen führt.

Wie kann man dem nun beggenen? Zunächst ist es wichtig, sich über diese Mechanismen im Klaren zu sein, denn wenn man die Ursache für die spätherbstliche Melancholie, Lustlosigkeit und den

Heißhunger auf Süßes kennt, kann man sehr leicht gegensteuern. Die einfachste Methode, die Melatoninausschüttung zu stoppen, besteht darin, täglich am Vormittag mindestens dreißig Minuten im Freien zu verbringen, denn auch an trüben Tagen wird draußen die notwendige Lichtintensität von 3500 Lux fast immer erreicht. In geschlossenen Räumen ist dies selbst bei Sonnenschein durch die Fenster oder mittels Festbeleuchtung nicht einmal annähernd realisierbar, denn wesentlich mehr als 500 Lux sind auch unter günstigsten Bedingungen nicht drin, und das ist viel zu wenig. Jedoch gibt es inzwischen Speziallampen, die für genau diesen Zweck konstruiert worden sind. Diese Lichtduschen strahlen ein sehr grelles Licht ab, so dass es genügt, sich vormittags diesem eine halbe bis zwei Stunden auszusetzen, je nach Helligkeitsintensität. Dabei muss nicht ständig ins Licht gestarrt werden, sondern es genügt, wenn dieses auf die Netzhaut trifft, so dass es beispielsweise möglich ist, die Lampe neben dem Computerbildschirm zu positionieren und vielleicht nur hin und wieder einen direkten Blick darauf zu werfen. Ich hatte vor einigen Jahren selbst öfters Probleme mit deutlicher Stimmungseintrübung im November und Dezember, bis ich von den möglichen Ursachen erfuhr und mir eine derartige Lampe anschaffte. Etwas Anpassungszeit braucht das Ganze schon, denn üblicherweise schaut man nicht auf so blendende Lichtquellen. Die Wirkung jedoch kann ich gar nicht positiv genug darstellen, denn nach nicht einmal einer Woche waren meine Symptome vollständig verschwunden. Ich kam morgens problemlos und ausgeschlafen aus den Federn, fühlte mich voller Tatendrang und war bester Laune. In den folgenden Jahren setzte ich darum schon immer prophylaktisch ab November die Lichtdusche ein und bekam nie wieder Schwierigkeiten mit saisonaler Melancholie. Inzwischen bevorzuge ich übrigens die Variante mit der Bewegung an der frischen Luft, die bei mir genauso exzellent funktioniert.

Als Warnung sei noch darauf hingewiesen, dass man keinesfalls auf die Idee kommen darf, Gesichtsbräuner oder ähnliche Vorrichtungen für diese Absicht verwenden zu wollen. Eine derartige Zweckentfremdung könnte fatale Folgen haben, denn die ultraviolette Strahlung, die von diesen emittiert wird, schädigt die Linse des Auges und führt zu Grauem Star, so dass Sie dann irgendwann überhaupt nicht mehr viel sehen werden. Bei den hochwertigen Speziallichtduschen von renommierten Herstellern ist daher auch gezielt das gesamte UV-Spektrum ausgefiltert. Es ist darum unglücklicherweise nicht möglich, die Winterdepression auf diesem Weg mit Licht zu beseitigen und gleichzeitig Vitamin D in der Haut zu synthetisieren. Dies ist umso bedauerlicher, als diese Substanz - wen könnte es überraschen? - auch bei der saisonalen Verstimmung eine höchst heilsame Wirkung zu haben scheint, ganz unabhängig von Helligkeit und Melatonin. Wir sollten deshalb schon aus diesem Grund darauf achten, gerade im Winter unserem Körper ausreichend davon zur Verfügung zu stellen. Denn wer schon mit einem Mangel an Vitamin D in die kalte Jahreszeit startet, beeinträchtigt nicht nur seine körperliche Konstitution, sondern scheint damit auch seinem seelischen Wohlbefinden einen sehr schlechten Dienst zu erweisen und das Risiko des Auftretens einer Herbst-Winter-Depression zu steigern.

9. Sonne mit Schutz

Schon vor längerer Zeit hatte ich immer wieder Fachberichte gelesen, die zu dem erstaunlichen und zunächst höchst paradoxen Ergebnis kamen, dass Menschen, die zeitlebens stets besonders hohe Lichtschutzfaktoren verwendeten, signifikant häufiger Hautkrebs bekamen als Personen, die nie oder nur gelegentlich Sonnencremes einsetzten. Die Wissenschaftler, die jene Ergebnisse publizierten, standen bzgl. der Gründe vor einem Rätsel und mutmaßten wahlweise, die Verwender hohen Lichtschutzes würden dessen Effekt überkompensieren, indem sie sich daraufhin sorglos besonders lange und intensiv der Sonnenstrahlung ausgesetzt hätten. Belege dafür gab es indes nicht. Genauso wenig wie für die These, die Schutzzeiten seien systematisch falsch eingeschätzt worden. Dies kann indes durchaus passieren, denn die auf den Packungen angegebenen Lichtschutzfaktoren werden in aller Regel nur dann erreicht, wenn die Lotion in einer Menge aufgebracht wird, die kein normaler Mensch verwendet, wenn er sich an den Strand legt. Darüber hinaus benötigten zumindest früher die meisten Mittel bis zu dreißig Minuten Einwirkzeit, bis die volle Protektion tatsächlich gegeben war. Sich also erst dann einzuschmieren, wenn man schon in der Sonne lag, brachte somit nicht viel. Moderne Präparate sind diesbezüglich inzwischen deutlich effektiver und wirken praktisch sofort. Ein weiterer Aspekt ist, dass Schweiß und Wasser nach und nach die aufgebrachten Substanzen abwaschen, auch bei angeblich wasserfesten Produkten, so dass auch dadurch der tatsächliche Schutz weit geringer ausfällt, als von den Anwendern unterstellt wird.

Eine andere gern genommene These ging in die Richtung, die eingesetzten Sonnenschutzfaktoren seien vielleicht doch nicht ganz so harmlos, wie man stets vermutet hatte. Faktisch ist die Energie, welche die chemischen und physikalischen Lichtschutzsubstanzen von der Sonne aufnehmen, ja nicht einfach weg, sondern wird lediglich umgewandelt und könnte mithin durchaus noch schädigende Wirkung entfalten. Hinzu kommt, dass die chemischen UV-Schutzmittel teilweise mit der Zeit tief in die Haut eindringen, so dass sie zum einen ihre Wirkung verlieren, und zum anderen in diesen Schichten dann genau die aggressiven Reaktionen zeigen, vor denen sie eigentlich schützen sollten. Manche Stoffe gelangen sogar noch weiter und letztlich ganz in den Körper. Die Kopfschmerzen und das leichte Unwohlsein, das viele nach einem Tag in der Sonne oft verspüren, haben in der Tat ihre Ursache zumeist weniger im Sonnenschein als viel mehr in genau diesen Substanzen.

Recht erstaunlich waren die Beobachtungen, dass Patienten, die an dem gefürchteten malignen Melanom erkrankt waren, gerade dann eine deutlich verbesserte Prognose aufwiesen, wenn sie in der Vergangenheit öfters mal in der Sonne waren. Verglichen damit sahen die Heilungschancen für Menschen, die ihr Leben lang das Sonnenlicht gemieden hatten, meist recht düster aus. Mal ganz abgesehen davon, dass diese nach den gängigen Theorien eigentlich sowieso gar keinen schwarzen Hautkrebs hätten bekommen dürfen. In der Regel heißt es in so einem Fall dann, der Betroffene habe vermutlich vor Jahrzehnten einmal einen schweren Sonnenbrand gehabt und dies entweder nicht bemerkt - was man sich eher nicht vorstellen kann - oder aber es einfach in der Zwischenzeit vergessen. Mag ja vorkommen. Doch wirklich wissenschaftlich seriös ist es insgesamt nicht gerade zu sagen: "Sie hatten vor 40 Jahren mal einen Sonnenbrand auf dem Rücken, deshalb haben Sie jetzt am Knie ein Melanom!" Leider verliefen die propagierten Zusammenhänge zwischen Sonne und Hautkrebs lange Zeit auf genau dieser Schiene. Ob es darum geht, Sonnenschutzmittel zu verkaufen, die selbst nicht gerade gesundheitsförderliche Inhaltsstoffe enthalten, oder gar um den Absatz von allerhand medizinischen Präparaten und Behandlungen für die Folgen jahrelangen Vitamin D Mangels, sei mal dahingestellt. Genau das waren/sind allerdings die Konsequenzen. Und wieder einmal stellt sich die Gretchen-Frage nach dem 'Cui bono?'.

Um es ganz deutlich zu sagen: All dies bedeutet keinen Freibrief für einen bedenkenlosen Umgang mit der Sonne. Die ultraviolette Strahlung ist, im Übermaß genossen, schädlich. Sonnenbrände sind auf jeden Fall zu vermeiden, und es ist absolut sinnvoll, zu starke Exposition zu meiden. Sonnenschutzmittel haben dabei durchaus ihre Berechtigung, doch die erste Wahl liegt definitiv im Bereich textiler Maßnahmen, also entsprechender Bekleidung, wobei angemerkt sei, dass der Effekt umso deutlicher ist, je dicker und je dichter gewoben der Stoff ist. Aber auch die Art und die Farbe des Gewebes spielen eine Rolle: Synthetische Fasern filtern mehr als Baumwolle und Dunkles absorbiert stärker als Weiß. Gerade bei Stellen, die im Freien eigentlich ständig intensiver Sonne ausgesetzt wären, sollte man dabei an Schutz denken, also z.B. bei fehlendem oder dünnem Haupthaar eine Kappe tragen. Auch die Augen gehören zu einem gefährdeten Bereich, da sie sich nicht selbst schützen können, und die UV-Strahlung die Linse nach und nach trüb werden lässt, was dann früher oder später zum bereits erwähnten Grauen Star führt. Daher sollten Sie stets eine hochwertige Sonnenbrille tragen, bei der garantiert ist, dass auch tatsächlich das gesamte ultraviolette Licht heraus gefiltert wird. Hier wird leider oft am falschen Ende gespart, denn viele Billigmodelle mögen zwar modisch aussehen und oft auch sehr dunkle Gläser besitzen. Jedoch besagt dies alleine noch gar nichts, denn für die Filterwirkung ist das kaum von Bedeutung. Denken Sie auch daran, Stellen zu schützen, die keine eigene Pigmentierung haben oder entwickeln können, vor allem die Lippen. Für diesen Zweck gibt es ausgezeichnete Präparate mit angemessenen Lichtschutzfaktoren. Übrigens besitzen auch die Brustwarzen keinen wirksamen Eigenschutz.

Hinzu kommen natürlich auch entsprechend angepasste Verhaltensweisen, denn man muss sich nicht unbedingt stundenlang mehr oder weniger nackt im Hochsommer in die pralle Mittagssonne legen, schon gar nicht käseweiß am ersten Urlaubstag am Strand von Mallorca. Dieses leider nicht ungewöhnliche Gebaren mag mit dafür verantwortlich sein, dass die durchschnittliche Stadtbevölkerung deutlich häufiger an Hautkrebs erkrankt als Matrosen oder Dachdecker, die sich ja quasi permanent unter freiem Himmel aufhalten. Eine umsichtige und schrittweise Gewöhnung an die Sonne und auch mal Aufenthalt im Schatten, gerade zur Mittagszeit, sind jedenfalls nicht die schlechtesten Empfehlungen. Auf gar keinen Fall darf die individuelle Eigenschutzzeit überschritten werden. Diese bestimmt sich neben dem Hauttyp vor allem durch die bereits erreichte Pigmentierung.

Es gibt auch nicht nur eine Form von Hautkrebs, sondern dieser tritt in unterschiedlichen Varianten auf. In Deutschland erkranken pro Jahr rund 200.000 Menschen neu daran. Glücklicherweise entfallen davon nur etwa zehn Prozent auf den extrem aggressiven und gefährlichen schwarzen Hautkrebs, das maligne Melanom, das schon in sehr frühen Stadien beginnt, Metastasen, also Tochtertumore, in jeden möglichen Bereich des Körpers abzusetzen, und obendrein sehr schnell wächst, so dass eine Erkrankung nur in den frühesten Anfangsstadien durch eine zügige operative Entfernung der betroffenen Hautstelle geheilt werden kann. Wird zu lange damit gezögert, eine verdächtige Veränderung auf der Haut einem kundigen Arzt zu zeigen, kann dies leider sehr schnell fatale und letale Konsequenzen haben. Wie bereits angedeutet sind die Zusammenhänge zwischen Sonnenexposition und der Entstehung von Melanomen inzwischen wieder etwas weniger klar als dies lange Zeit der Fall zu sein schien. Dennoch kann es nach wir vor kaum von der Hand gewiesen werden, dass ein Übermaß an ultravioletter Strahlung und vor allem das Auftreten von Sonnenbränden das Erkrankungsrisiko erhöhen dürften.

Ziemlich unstrittig sind hingegen die kausalen Zusammenhänge zwischen langjähriger intensiver Sonnenbestrahlung und den beiden sehr viel häufiger auftretenden bösartigen Hautveränderungen, den Basaliomen und Spinaliomen. Beide treten in erster Linie im Gesicht, am Hals sowie auf der Kopfhaut auf, vor allem bei Glatze. Auch wenn beide relativ langsam wuchern und praktisch nie (Basaliome) bzw. erst relativ spät (Spinaliome) zur Metastasierung neigen, sind auch sie nicht zu verharmlosen, zumal sie auf jeden Fall lokal schwerwiegende Schädigungen des umliegenden Gewebes verursachen können. Übrigens entstehen diese beiden Tumortypen sehr oft aus einer Vorstufe, der sogenannten Aktinischen Keratose, die sich zuerst in Form von kleinen, rauen, rötlichen Hautveränderungen zeigt, welche sich nach und nach weiter ausbreiten, verdicken und dann oft in eine eher weißliche Färbung übergehen. Mittlerweile bilden Aktinische Keratosen bereits den dritthäufigste Grund für den Besuch eines Hautarztes und sind relativ gut zu behandeln, beispielsweise durch Vereisung oder mittels photochemischer Verfahren, die als besonders schonend gelten. Daher besteht eigentlich auch kein Grund mehr zu warten, bis sich aus ihnen bösartige Erkrankungen entwickelt haben, die dann deutlich schwieriger zu beheben sind und oft unschöne Vernarbungen hinterlassen. Besser ist in jedem Fall, von vornherein bedacht mit der Sonne umzugehen, so dass es erst gar nicht dazu kommen muss.

Ein hohes Maß an Sonnenbaden ist für die Eigenproduktion von Vitamin D ohnehin völlig unsinnig, denn der menschliche Körper beendet nach der Synthese von maximal 20.000 Internationalen Einheiten (IE) Colecalziferol die Herstellung für den jeweiligen Tag. Diese Menge ist, je nach Hauttyp und Sonnenintensität, bereits nach zehn Minuten bis maximal einer halben Stunde erreicht. Sich noch länger der Sonne auszusetzen ist mithin unnötig und erbringt keinen zusätzlichen Effekt. 20.000 IE entsprechen dabei einer Menge von 500 Mikrogramm (µg) bzw. 0,5 Milligramm. Sowohl die Angabe in IE als auch in Gramm ist gebräuchlich, daher soll Ihnen die Tabelle 4 die schnelle Umrechnung erleichtert.

1 IE = 0,025 µg
1 µg = 40 IE

Tabelle 4: Umrechnung Vitamin D

 Doch es gibt noch weitere Möglichkeiten, die schädlichen Wirkungen der Sonne zu reduzieren und sich gewissermaßen von innen einen verbesserten Sonnenschutz zuzulegen, der obendrein im Gegensatz zu den äußerlich aufgetragenen Cremes und Lotionen den Vorteil bietet, die für die Vitamin-D-Synthese wichtige UV-Strahlung nicht abzuschirmen. Die bekannteste Substanz, die hierbei wertvolle Dienste leisten kann, ist das Beta-Karotin, eine Vorstufe des Vitamin A. Es empfiehlt sich, mindestens vier bis acht Wochen vor einem geplanten Sonnenurlaub sowie im Frühjahr damit zu beginnen, täglich 20 Milligramm davon über entsprechende Nahrungsergänzungsmittel zu sich zu nehmen, denn dann besteht hinreichend Zeit, es nach und nach in der Haut anzureichern und im Ergebnis den Eigenschutz der Haut um bis zu vier Stufen zu erhöhen. Obendrein begünstigt dies dann auch den Bräunungseffekt bei Besonnung. Eine leichte Orangefärbung der Haut zeigt dabei an, dass sich das Beta-Karotin in erkennbarer Konzentration eingelagert hat und weder durch Schweiß noch durch Meereswasser weggewaschen werden kann.

 Ein dringendes Wort der Warnung muss an dieser Stelle angebracht werden: Für Raucher ist die Einnahme von synthetischem Beta-Karotin leider kein gangbarer Weg. Mehrere Studien haben klare Hinweise erbracht, dass dieses Provitamin bei Tabakkonsumenten das Risiko von Lungenkrebs merklich erhöhen kann. Dies gilt vermutlich auch für Personen, die mit Rauchern im selben Haushalt leben oder am Arbeitsplatz beständig dem Nikotinqualm passiv ausgesetzt sind. Bei Nichtrauchern hingegen hat das Beta-Karotin insgesamt wohl sogar eine Schutzwirkung gegen Krebs. Dies deuten jedenfalls verschiedene Untersuchungen an. Die beste Entscheidung ist daher natürlich auch aus diesem Grund, endlich Nichtraucher zu werden. Mit Energy-Hypnose und auch in Form von EMDR stehen dabei übrigens inzwischen probate Mittel der Unterstützung zur Verfügung.

Eine weitere Substanz möchte ich Ihnen nun vorstellen, die in Bezug auf Ihre Sonnenschutzwirkung das Beta-Karotin noch um einiges in den Schatten stellt: Astaxanthin. Dieser ebenfalls zur der Gruppe der Karotinoide gehörende Stoff kommt in der Natur vor allem in Rotalgen und Krebsen vor und bildet den Grund für deren sprichwörtliche intensive rötliche Färbung. Auch die Lachse haben die Farbe ihres Fleisches von Astaxanthin, das sie über die Krebstiere in ihrer Nahrung aufnehmen. Die Lichtschutzwirkung ist noch ein Stück ausgeprägter als bei Beta-Karotin, außerdem setzt der Effekt bereits nach rund zweiwöchiger Einnahme von täglich fünf Milligramm ein. Selbstverständlich ist es absolut wasserfest, da es sich ja ebenfalls in, und nicht auf der Haut befindet.

Nicht unerwähnt bleiben soll schließlich, dass laut neuerer Erkenntnisse auch der Genuss von mehreren Tassen Grünen Tees bereits nach rund einer Stunde eine leichte Sonnenprotektion bewirken kann. Dies ist auf jeden Fall eine sehr schmackhafte und zudem rundherum gesunde Alternative, andere Maßnahmen zumindest zu ergänzen. Nicht ganz so unbedenklich ist hingegen das vereinzelt propagierte PABA (Para-Aminobenzoesäure), das häufig in Sonnencremes enthalten ist, aber auch in Tablettenform eingenommen werden kann, so dass es sich mit der Zeit in der Epidermis anreichert und dann tatsächlich Schutz gegen zu viel Strahlung, insbesondere UV-A, bewirkt. Allerdings scheint diese manchmal etwas irreführend auch als Vitamin B10 bezeichnete Substanz aber bei gleichzeitiger Einnahme sowohl die Wirkung bestimmter Antibiotika als auch die von Malaria-Prophylaxe-Medikamenten zu behindern. Außerdem steht PABA im Verdacht, unter Umständen die Blutgerinnung zu stören. In den genannten Fällen sollte folglich sicherheitshalber auf die Einnahme verzichtet werden.

10. Optimale Versorgung mit Verstand

Die Deutsche Gesellschaft für Ernährung e.V. (DGE) unterstellt seit Anfang 2012 einen täglichen Bedarf an Vitamin D in Höhe von 20 µg, also 800 IE. Dies ist mithin die Menge, die über die Nahrung zugeführt werden müsste, sobald keinerlei Synthese in der Haut mittels Sonneneinstrahlung stattfindet. Das wirklich Bemerkenswerte dabei ist, dass die DGE zuvor lediglich ein Viertel des jetzigen Wertes als Empfehlung angegeben hatte, also lediglich 200 IE pro Tag. Doch die angebliche Auswertung zahlreicher Studien veranlasste sie inzwischen zu dieser drastischen Anhebung.

Nun ist die DGE, der immer wieder eine Nähe zur Pharmaindustrie nachgesagt wird, allseits bekannt dafür, meist eher zurückhaltend in ihren Aussagen zu sein; meist beschränken sich die von ihr empfohlenen Mengen auf das absolute Mindestmaß, das ausgeprägte Mangelerscheinungen verhindern kann. Insofern überrascht diese starke Erhöhung schon ziemlich. Weniger erstaunlich ist hingegen, dass auch die 800 IE noch weit hinter den Größenordnungen liegen, die uns von vielen Forschern ans Herz gelegt werden. Realistischerweise sollten wir daher eher von einem sinnvollen täglichen Mindestbedarf von rund 1000 IE ausgehen. Wobei die Mengenangaben jeweils für Personen mit ungefähr Normalgewicht angemessen sind, während bei mittlerem bis starkem Übergewicht noch mit einem Korrekturfaktor von 1,25 bis 1,5 multipliziert werden muss, da ein nicht unerheblicher Anteil des Vitamin D gewissermaßen von den prall gefüllten Fettzellen geschluckt wird.

Für die positiven und schützenden Effekte ist jedoch letztlich der erreichte Spiegel im Blut viel entscheidender als die tägliche Aufnahme. Die Tabelle 5 auf der nächsten Seite bietet Ihnen einen wichtigen Überblick.

Nanogramm / Milliliter	Bewertung
unter 20	Extremer Mangelzustand
20 bis 30	Mangel
30 bis 40	Akzeptabel
40 bis 50	Guter Versorgungszustand
50 bis 80	Optimal
80 bis 100	Unbedenkliche Überversorgung
100 bis 150	Übermaß
über 150	Überdosis

Tabelle 5: Vitamin-D-Konzentration im Blut

Manchmal wird der Serumspiegel in Laborbefunden anstelle von Nanogramm je Milliliter (ng/ml) auch im Maß des Internationalen Einheitensystems angegeben als Nanomol pro Liter (nmol/l). Um die verschiedenen Werte mühelos umrechnen zu können, nutzen Sie einfach die Formeln, die Sie in der folgenden Tabelle 6 finden.

1 nmol/l = 0,4 ng/ml
1 ng/ml = 2,5 nmol/l

Tabelle 6: Umrechnung Serumspiegel

Wie kann man nun erfahren, ob man ausreichende Vitamin D zur Verfügung hat oder ob man einen Mangel aufweist, gegen den man etwas unternehmen sollte. Der einfachste und verlässlichste Weg ist, sich an den Hausarzt zu wenden und von diesem eine Blutprobe zur Bestimmung entnehmen zu lassen. Dies wird jedoch von den Krankenkassen nicht erstattet, so dass Sie dafür mit Kosten von 50 Euro oder mehr rechnen müssen. Dafür haben Sie dann allerdings den exakten Wert. Ebenso stehen inzwischen auch Test-Kits für zu Hause zur Verfügung, die man beispielsweise über das Internet bestellen kann. In diesem Fall träufeln Sie dann selbst etwas Blut aus der

Fingerkuppe auf ein Testpapier und schicken dieses an ein Labor, das Ihnen wenige Tage später das Ergebnis mitteilen wird. Dieses Verfahren ist mit rund 30 Euro etwas kostengünstiger als der Gang zum Arzt und vor allem mit weniger Zeitaufwand verbunden.

Kennt man nun also den persönlichen Vitamin-D-Spiegel, stellt sich als nächstes daher die Frage, in welcher Weise sinnvoll vorgegangen werden kann, falls sich gezeigt haben sollte, dass der Pegel zu niedrig ist. Erinnern wir uns an Philipp, der mit mit nur 10 ng/ml einen wirklich gefährlichen Mangel zu beklagen hatte. Um auf die wünschenswerte Größenordnung zu kommen, fehlten im somit sage und schreibe 40 ng/ml. Zur Beseitigung dieses Defizits bieten sich prinzipiell zwei Wege an. Die erste Variante zielt darauf ab, graduell über einen Zeitraum von rund vier Monaten einen neuen Gleichgewichtswert anzustreben, was den Vorteil bietet, keine Megadosen an Vitamin D schlucken zu müssen. Als Daumenregel können wir davon ausgehen, dass zusätzliche 100 IE pro Tag den Serumspiegel langfristig um 1 ng/ml erhöhen werden. Da Philipp in etwa Normalgewicht hat, müsste er somit die kommenden vier Monate täglich noch weitere 4000 IE über jene 1000 IE hinaus einnehmen, die für den Erhalt eines einmal erreichten Niveaus mindestens erforderlich wären. Insgesamt summiert sich daher sein individueller Bedarf für die kommenden sechzehn Wochen auf 5000 IE pro Tag. Als Nebeneffekt der relativ langen Halbwertszeit ist es übrigens unbedeutend, ob die erforderliche Menge wöchentlich kumuliert als Einmaldosis (in Philipps Fall also 35.000 IE einmal pro Woche) konsumiert wird, oder auf mehrere Tag verteilt.

Die zweite Möglichkeit besteht darin, relativ schnell durch die Verwendung hochdosierter Präparate auf den gewünschten Pegel zu kommen. In diesem Fall können wir schätzen, dass 10.000 IE notwendig sind, um die Blutwerte kurzfristig um 1 ng/ml anzuheben. In Phillips Fall errechnen sich somit also 400.000 IE, so dass er beispielsweise zehn Tage lang täglich jeweils 40.000 IE einnehmen müsste. Dies ist schon eine recht erhebliche Menge, so dass dieser Weg eher geeignet ist, wenn die Lücke zwischen Soll und Ist nicht allzu weit klafft. Ist die Diskrepanz so erheblich wie in Philipps Fall, kann auch eine Kombination in Erwägung gezogen werden. Als beispielsweise zehn Tage lang je 10.000 IE, um aus dem absolut bedrohlichen Bereich heraus zu kommen, und daran anschließend über vier Monate 4000 IE (3000 IE plus 1000 IE) täglich.

In Deutschland erhalten Sie Vitamin-D-Präparate mit bis zu 1000 IE frei verkäuflich in Apotheken und Drogerien. Arzneimittel mit einem höheren Gehalt sind verschreibungspflichtig und werden nicht in allen Fällen von den Krankenkassen übernommen.

Eine weitere, obendrein sehr schöne Option bietet ein zwei- bis dreiwöchiger Sonnenurlaub, der wegen der damit erreichbaren täglichen Eigensynthese von bis zu 20.000 IE den Mangelzustand ebenfalls effektiv beheben kann. Diese Erfahrung konnte Philipp ja bereits jeden Winter auf den Kanaren machen. Allerdings versäumte er es früher leider stets nach der Rückkehr in die Heimat, dafür Sorge zu tragen, den erreichten guten Stand beizubehalten. Denn dafür sind in den Wintermonaten die erwähnten Nahrungsergänzungsmittel eigentlich unerlässlich.

Lebensmittel	IE je 100 Gramm
Lachs	650
Makrele	600
Sardine	450
Aal	350
Avocado	150
Ei	100
Shiitake	100
Champignons	75
Leber	50
Butter	50
Sahnequark	10
Vollmilch	5

Tabelle 7: Vitamin-D-Gehalt

Wie Sie der Tabelle 7 entnehmen können, enthalten auch verschiedene Speisen ein gewisses Maß an Vitamin D (eigene Berechnungen, Mittelwert aus vielen Quellen). Jedoch besitzen selbst die besten Quellen solch geringe Konzentrationen, dass die erforderliche Menge auf diesem Weg leider realistischerweise nicht abgedeckt werden kann. Nehmen wir als Beispiel den Zuchtlachs, der mit um die 16 Mikrogramm Vitamin D je 100 Gramm Fisch eine sehr gute Relation aufweist; dies entspricht immerhin rund 650 IE. Um auf die tägliche Erhaltungsmenge von 1000 IE zu kommen, müssten Sie also jeden Tag gut 150 Gramm Lachs verspeisen. Auf die Dauer wahrscheinlich etwas eintönig und auch nicht ganz billig, jedoch ab und zu sicherlich eine sehr gute und obendrein schmackhafte Ergänzung.

Viele Sorten von Margarine enthalten zum Teil erfreulich hohe Anteile an vom Hersteller zugesetztem Vitamin D, die allerdings von Marke zu Marke stark variieren, so dass jeweils im Einzelnen die Angaben auf der Verpackung zu beachten sind.

11. Zum persönlichen Status mit zehn Fragen

Eine Laborbestimmung des Vitamin-D-Pegels im Blut ist natürlich die exakteste Form, um über die persönliche Situation informiert zu sein. Wollen Sie jedoch schon jetzt einige fundierte Anhaltspunkte darüber bekommen, ob Sie ausreichend versorgt sind, so können Sie einstweilig auch mithilfe der einfach zu beantwortenden Fragen des folgenden Tests recht gut herausfinden, wie es um Ihren individuellen Status bestellt ist, um so zu einer ersten Risikoabschätzung zu gelangen. Addieren bzw. subtrahieren Sie hierzu einfach die Punkte aus den Antworten.

<u>1. Welchen Hauttyp besitzen Sie?</u>

I oder II: 4 Punkte
III oder IV: 2 Punkte
V oder VI: 0 Punkte

<u>2. Wohnen Sie nördlich der Linie Lissabon - Madrid - Rom - Istanbul?</u>

Ja: Weiter mit Frage 3
Nein: Weiter mit Frage 4

<u>3. Welche Jahreszeit ist derzeit?</u>

Sommerhalbjahr: Weiter mit Frage 4
Winterhalbjahr: Weiter mit Frage 5

4. Wie oft sind Sie bei Sonne mehr als 15 Minuten im Freien?

Nie oder nur mit Lichtschutz: 0 Punkte
An bis zu drei Tagen pro Woche : 2 Punkte
An mehr als drei Tagen pro Woche: 4 Punkte

5. Wie oft essen Sie Fisch (vor allem Lachs, Makrele, Sardine, Aal)?

Weniger als einmal pro Woche: 0 Punkte
Einmal pro Woche: 1 Punkte
Mehrmals pro Woche: 2 Punkte

6. Wie viele Eier essen Sie durchschnittlich pro Woche?

Weniger als vier: 0 Punkte
Mindestens vier: 1 Punkte

7. Sind Sie Raucher?

Ja: 3 Punkte **Abzug**
Nein: 0 Punkte

8. Haben Sie Übergewicht?

Ja: 2 Punkte **Abzug**
Nein: 0 Punkte

9. Sind Sie älter als 60 Jahre?

Ja: 2 Punkte **Abzug**
Nein: 0 Punkte

10. Nehmen Sie Vitamin D über Nahrungsergänzungsmittel zu sich?

Weniger als 500 IE pro Tag: 0 Punkte
500 bis 1000 IE pro Tag: 1 Punkte
1000 bis 3000 IE pro Tag: 3 Punkte
Mehr als 3000 IE pro Tag: 5 Punkte

Insgesamt: _____ Punkte

Auswertung:

Weniger als 5 Punkte
Mit großer Wahrscheinlichkeit ist Ihre Versorgung mit Vitamin D drastisch zu niedrig. Sie sollten sehr ernsthaft über die baldige Einnahme von zunächst hochdosierten Vitamin-D-Präparaten nachdenken. Sinnvoll erscheint auch eine genaue Bestimmung Ihres Serumspiegels über eine Blutanalyse sowie ein Gespräch mit Ihrem Hausarzt über das optimale weitere Vorgehen.

5 bis 10 Punkte
Vermutlich ist Ihre Versorgung mit Vitamin D suboptimal. Neben der Möglichkeit der intensiveren Nutzung des Sonnenlichtes können Sie auch die Einnahme hinreichend dosierter Nahrungsergänzungsmittel erwägen. Darüber hinaus dürften eine exakte Bestimmung Ihres Vitamin-D-Pegels sowie ein Informationsgespräch mit Ihrem Hausarzt eine gute Idee darstellen.

Mehr als 10 Punkte
Höchstwahrscheinlich ist aufgrund Ihrer Verhaltensweisen Ihre Versorgung mit Vitamin D ausreichend. Im Winterhalbjahr ist vermutlich eine ergänzende Zufuhr über Kapseln überlegenswert. Um ganz sicher zu gehen, können Sie Ihre persönlichen Werte über eine Laboranalyse bestimmen lassen sowie noch offene Fragen mit Ihrem Hausarzt abklären.

12. Rundum fit mit B und Co.

Natürlich gibt es noch eine ganze Reihe weiterer wichtiger Vitamine, Mineralstoffe und Spurenelemente, die wir mit der Nahrung aufnehmen müssen, und die von entscheidendem Einfluss auf unser Wohlbefinden sind - für das körperliche wie für das seelische. Viele davon sind inzwischen den meisten Menschen zwar durchaus geläufig, in ihrer speziellen Bedeutung für unser Thema aber dennoch nicht in der ganzen Tragweite bekannt. So kann es oftmals sein, dass selbst scheinbar kleine Ungleichgewichte in der Zufuhr zu drastischen Konsequenzen führen können, die erst nach und nach von der Wissenschaft aufgedeckt werden. Daher wollen wir uns nun mit den besonders wichtigen Substanzen beschäftigen, über deren Wirkungsbreite oft nicht hinreichende Kenntnis besteht, so dass es Ihnen dadurch umfassend möglich wird, selbst zu beurteilen, ob Sie vielleicht an der einen oder anderen Stelle unterversorgt sein könnten. Dies erst versetzt Sie in die Lage, Ihren persönlichen und individuellen Bedarf an eventueller Ernährungsumstellung oder - substitution einzuschätzen. Natürlich ist es jederzeit wichtig, insgesamt auf eine ausgewogene Versorgung mit allen für die Gesundheit notwendigen Mikronährstoffen achten, geradezu existenziell wird dies jedoch gerade dann, wenn Sie ihre Nahrungsaufnahme aus Gründen der Gewichtsreduktion verringern, denn hierbei kann schnell ein Mangel bei der einen oder anderen Substanz entstehen, den es auf alle Fälle zu vermeiden gilt. Speziell im Zusammenhang mit dem Erreichen eines optimalen Körperschemas und einer ausgeglichenen seelischen Verfassung haben sich inzwischen einige Stoffe als besonders bedeutsam herauskristallisiert, so dass wir diese jetzt im Einzelnen noch eingehend prüfen wollen.

Doch auch die beste Ernährungssituation hat nur wenig Effekt, wenn nicht ausreichende physische Aktivität hinzu kommt. Sport ist nach wir vor das bewährteste Mittel, um zur Traumfigur zu gelangen. Einerseits verbraucht man beim Training eine Menge Kalorien, andererseits unterstützen Sie dadurch den Erhalt und Aufbau von Muskelmasse, die nicht nur gut aussieht, sondern obendrein einen wesentlichen Beitrag dazu leistet, nach erfolgreicher Gewichtsabnahme nicht umgehend wieder zuzunehmen. Denn ein fataler Effekt von Kalorienreduktion ist, dass unser Körper auf diese scheinbare Hungersnot sofort mit einer drastischen Senkung der Stoffwechselaktivität reagiert. In echten Mangelperioden war und ist das durchaus sinnvoll und überlebensnotwendig, da nicht vorhergesehen werden kann, wann wieder hinreichend Nahrung zur Verfügung stehen wird. Wer in der Zwischenzeit nicht sparsam mit den körpereigenen Vorräten umgeht, schafft es unter Umständen nicht bis zu jenem Zeitpunkt. Doch in der Überflussgesellschaft ist dieser Mechanismus ausgesprochen hinderlich, wenn es darum geht, abzunehmen und das Gewicht im Anschluss auch zu halten, zumal sich das Hochfahren des Grundumsatzes bei wieder normaler Nahrungsmenge nur sehr zögerlich vollzieht. Sportliche Aktivität, allen voran Ausdauertraining, hemmt indes das Abbremsen des Stoffwechsels und fördert obendrein gezielt die Fettverbrennung. Diese Effekte verstärken sich gegenseitig, so dass Sie bei entsprechend intensiver körperlicher Betätigung Ihre Nahrungsaufnahme ohnehin nicht annähernd so stark reduzieren müssen wie bei reinem Fasten ohne Sport. Da diese Zusammenhänge nichtlinear sind, müssten Sie sogar überproportional mehr hungern, um dieselbe Wirkung auf der Waage erreichen zu können, was natürlich ungleich schwieriger ist, wie ich Ihnen sicherlich nicht extra erzählen muss. Noch bedenklicher ist, dass der Jojo-Effekt mit voller Wucht zuschlagen wird, wenn Sie sich schon während des Abnehmens nicht bewegt haben. Schließlich profitieren wir ferner von der Tatsache, dass physische Aktivität das individuelle Zielgewicht, das unser Körper unbewusst anzustreben und aufrechtzuerhalten sucht, nach unten verschiebt und zusätzlich auch noch stimmungsaufhellend wirkt durch die verstärkte Ausschüttung von Endorphinen, die auch als Glückshormone bekannt sind. Allen voran leisten für diese Zwecke wiederum Ausdauersportarten wie Joggen, Walken, Radfahren, Rudern oder Schwimmen die besten Dienste, durch die sich nebenbei auch noch die Werte der Stresshormone Cortisol und Adrenalin im Blut nachweislich reduzieren lassen.

Nicht zu unterschätzen ist darüber hinaus auch die Bedeutung von ausreichendem, d.h. den individuellen Bedürfnissen angepasstem Schlaf. Beständiger Mangel an nächtlicher Erholung ist mit das gravierendste Problem für unser seelisches Gleichgewicht, unseren Gesundheitszustand und in herausragendem Maß auch für unsere Figur. Achten Sie daher, so weit es geht, auf Ihren persönlichen chronobiologischen Rhythmus.

13. Clever mit Vitamin B1

Wie alle B-Vitamine ist auch der unter dem Namen Thiamin bekannte Stoff wasserlöslich, so dass eine Speicherung im Körper nur für sehr begrenzte Zeit möglich ist. Vitamin B1 muss deswegen kontinuierlich zugeführt werden, da bereits nach zwei Wochen ohne erneute Aufnahme über die Hälfte der Vorräte aufgebraucht sind. Die DGE schätzt den täglichen Bedarf auf ein bis eineinhalb Milligramm für gesunde Erwachsene, doch zeigen beispielsweise Tierexperimente, dass selbst bei hundertfacher Überdosierung über lange Zeiträume keinerlei nachteilige Effekte oder Schädigungen auftreten. Das liegt zu einem erheblichen Teil einfach an der erwähnten Wasserlöslichkeit, denn Überschüsse werden zügig über den Harn ausgeschieden, ohne dass es zu Anreicherungen im Gewebe kommt, wie das im Gegensatz dazu bei fettlöslichen Vitaminen aus den Gruppen A, D, E und K durchaus geschehen kann.

Besonders reichhaltig an Vitamin B1 sind Sonnenblumenkerne, Weizenkeime und alle Arten von Hefe, die dieses - wie auch andere B-Vitamine - selbst produzieren. Aber auch sehr viele weitere Lebensmittel enthalten Thiamin, so dass in unseren Breiten bei einigermaßen vernünftiger und abwechslungsreicher Ernährung ein echter Mangel kaum auftreten kann. Einige Einschränkungen sind dabei allerdings anzumerken: Das Vitamin ist hitzeempfindlich, so dass es bei längerem Kochen zerstört wird. Ebenso wird es durch zu intensives Waschen und Wässern ausgespült. Darüber hinaus ist noch zu bedenken, dass roher Fisch ein Enzym enthält, welches das Thiamin abbaut und daher nicht im Übermaß genossen werden sollte. Kochen beseitigt im Übrigen das problematische Fisch-Enzym schnell und gründlich.

Gravierender sind jedoch die Konsequenzen anhaltender Fehlernährung. So können gerade Personen mit Gewichtsproblemen, die immer wieder versuchen, durch ausgedehnte und einseitige Diäten überschüssige Pfunde loszuwerden, auf diese Weise ihrem Körper auch wichtige Stoffe vorenthalten. Der rasche Verlust der körpereigenen Reserven kann deswegen schon sehr bald zu ersten Mangelsymptomen führen, die sich zunächst in depressiver Verstimmung, Kopfschmerzen, Konzentrationsschwierigkeiten, Gereiztheit und ständiger Müdigkeit bemerkbar machen. Diese eher unspezifischen Beschwerden stammen primär aus dem Umstand, dass Vitamin B1 maßgeblich für das reibungslose Funktionieren unseres Nervensystems ist, und sich das Fehlen somit auch als erstes in diesem Bereich auswirkt. Wie bereits erwähnt kann eine anhaltende Unterversorgung durchaus zu akut lebensbedrohlichen neurologischen Schäden kommen, insbesondere dem gefürchteten Wernicke-Korsakow-Syndrom. Dieses tritt immer wieder bei langjährigen Alkoholikern auf, die ihren Kalorienbedarf oft nur noch über alkoholische Getränke decken. Ist so ein Zustand erreicht, ist das Leben des Betroffenen häufig nicht einmal mehr mit hohen intravenösen Thiamin-Gaben zu retten. Dabei ist es - nebenbei bemerkt - ein verbreiteter Irrglaube, Bier enthielte dank der bei der Herstellung verwendeten Hefe viel Vitamin B1. Beides wird vor dem Abfüllen dummerweise herausgefiltert.

Neben der Nervenfunktion ist Thiamin noch besonders wichtig für Aufbau und Erhalt der Muskulatur. So kann ein Mangel, wie er bei längerem Hungern gerne auftritt, eine Rolle dabei spielen, wenn zwar ein Gewichtsverlust erreicht wird, dieser aber in erster Linie aus dem Abbau von Muskelgewebe resultiert und nicht in der eigentlich gewünschten Reduktion des Körperfettanteils. Besonders fatal ist auch die Konsequenz, dass nach Beendigung der Diät dann diese Muskeln fehlen, um die höhere Kalorienzufuhr zu verbrauchen. Dies ist eine Ursache für den bekannten Effekt, dass nach einer Fastenkur das Gewicht schnell wieder ansteigt, obwohl oft nicht einmal soviel gegessen wird wie vorher. Neben anderen Anpassungsvorgängen des Stoffwechsels an die reduzierte Nahrungszufuhr hat auch die Abnahme an Muskelmasse einen erheblichen Anteil am allseits bekannten Jojo-Effekt. Unnötig zu erwähnen, dass die meisten Leidgeprüften, die diese Erfahrung bereits ein- oder mehrmals gemacht haben, bald feststellen müssen, dass die Gewichtszunahme dummerweise praktisch überhaupt nicht in Form von wiedererstarkendem Bizeps geschieht, sondern sich als rasches Anwachsen der Fettpolster an den Problemzonen Bauch, Beine und Po vollzieht.

14. Smart mit Vitamin B3

Eine Unterversorgung mit dem auch als Niacin oder Nicotinsäure bekannten Mikronährstoff, der vor allem für die Energieverwertung wichtig ist, kommt in Mitteleuropa heutzutage eher selten vor. Der tägliche Bedarf von rund 20 Milligramm wird durch eine normale Ernährung problemlos gedeckt. Die Substanz ist vor allem in Fleisch, Milch und Eiern enthalten und einigermaßen unempfindlich gegenüber Erhitzen, Licht oder Luft. Außerdem kann der Körper Niacin auch selbst synthetisieren aus der Aminosäure Tryptophan, die Bestandteil praktisch aller proteinhaltigen Lebensmittel ist, so dass wir es auch hier nicht mit einem echten Vitamin im strengen Sinn der Definition zu tun haben. Überdies deutet dies auch schon an, in welchen Fällen es dennoch zu Problemen kommen kann. Einerseits müssen Veganer, die keinerlei von Tieren stammende Lebensmittel verzehren, auch in Bezug auf diesen Nährstoff ein wachsames Auge haben, denn B3 kommt zwar in einigen Obst- und Gemüsesorten ebenfalls vor, doch die Bioverfügbarkeit, also die Fähigkeit des menschlichen Organismus, es aus diesen Quellen aufzunehmen, ist deutlich geringer als bei tierischem Ursprung. Hilfreich ist jedenfalls, öfters Pilze und Hülsenfrüchte auf dem Speisezettel zu haben. Schwieriger wird es schon bei speziellen, insbesondere eiweißarmen

Diätplänen, wie sie zeitweise sehr beliebt waren und immer mal wieder propagiert werden. Erwähnt sei als Beispiel die berühmte Kartoffeldiät. Da die Halbwertszeit von aufgenommenem Niacin mit nur einer Stunde sehr gering ist, und auch die körpereigenen Reserven selbst bei zuvor guter Versorgungslage nur rund einen Monat reichen, lässt sich von daher leicht ermessen, dass bei entsprechend ungünstiger Ernährungsweise schon vergleichsweise bald erste negative Folgeerscheinungen auftreten können.

Ein Mangel an Vitamin B3 macht interessanterweise auch empfindlicher gegenüber Sonnenstrahlung und kann somit zu schnelleren Hautirritationen bei Aufenthalt im Freien führen - denken Sie dabei an das Kapitel über Vitamin D. Schwere, anhaltende Unterversorgung mit Niacin verursacht die gefürchtete Krankheit Pellagra, die sich vor allem durch Juckreiz und entzündliche Veränderungen der Epidermis und der Schleimhäute manifestiert. Doch da dieser Mikronährstoff auch für das Funktionieren des Nervensystems eine wichtige Rolle spielt, bewirkt eine zu knappe Zufuhr ebenfalls in diesem Bereich deutliche Schäden. Im schlimmsten Fall kann sich das steigern bis hin zu demenziellen Degenerationserscheinungen. Doch schon sehr viel schneller können depressive Zustände, Schlafstörungen, Nervosität und Gereiztheit vorkommen, ganz ähnlich, wie wir das auch schon bei Vitamin B1 gesehen haben. Hier schließt sich der Kreis, denn häufig führt die reduzierte Nahrungsaufnahme während des Bemühens um weniger Körpergewicht alsbald zu leichtem bis mittleren Mangel an diesen Vitaminen und in der Folge zu Stimmungseintrübung. Nun ist Fasten und Hungern schon an sich nicht gerade mit viel Freude verbunden, doch mag es durchaus sein, dass ein Teil der schlechten Laune dabei auf solche Zusammenhänge zurückzuführen ist. Umso deutlicher wird daher auch die Diskrepanz in der Befindlichkeit ausfallen, sobald die Diät unterbrochen und wieder nach Herzenslust gespachtelt wird. Dem längerfristigen Gewichtsziel ist es somit sehr dienlich, solche Erkenntnisse im Hinterkopf zu behalten und gegebenenfalls in Phasen geringer Kalorienzufuhr diese Vitamine zu ergänzen. Lassen Sie sich im Übrigen durch den Namen Nicotinsäure nicht dazu verleiten zu glauben, sie könnten diese mittels Zigaretten aufnehmen. Der Stoff hat damit überhaupt nichts zu tun und durch Tabakrauch zerstören Sie etliche Vitamine in ihrem Körper, die dieser dringend für lebensnotwendige Zwecke bräuchte.

15. Satt mit Chrom

Chrom eignet sich nicht nur dazu, blitzende Autokarosserien herzustellen, sondern es ist als Spurenelement enorm wichtig für den Zuckerstoffwechsel. Ein Mangel kann beispielsweise zu Heißhunger auf Süßigkeiten führen, was natürlich auf keinen Fall sinnvoll ist, wenn man das Ziel verfolgt, das Gewicht zu halten oder gar zu reduzieren. Weiterhin können auch diverse eher unspezifische Symptome auftreten, wie Müdigkeit, Konzentrationsschwäche, Antriebsmangel, Ängste und Kopfschmerzen. Empfehlenswert ist eine tägliche Aufnahme von etwa 50 Mikrogramm. Zwar enthalten vor allem Vollkornprodukte, Hülsenfrüchte, Käse und Leber nennenswerte Mengen des Minerals und ein echter Mangel ist recht unwahrscheinlich, doch wenn man von den genannten Speisen eher wenig verzehrt oder gar eine Diät durchführt, ist eine Supplementierung erwägenswert, zumal es obendrein die Muskulatur aktiviert und zu einer verbesserten Fettverbrennung beiträgt, was somit das Erreichen des angestrebten Gewichtsziels unterstützen kann.

Seit gut zehn Jahren existiert eine heftige Kontroverse, inwieweit das häufig als Nahrungsmittelergänzung verwendete Chrom-Picolinat womöglich erbgutverändernd sein könnte. Inzwischen wurde dieser Anfangsverdacht zwar auch von offiziellen Regierungsstellen, beispielsweise in Großbritannien, als unbegründet eingestuft. Wer dennoch auf Nummer sicher gehen möchte, kann jedoch erfreulicherweise auch auf andere Verbindungen, z.B. Chrom-Chlorid oder Chrom-Nicotinat, zurückgreifen.

16. Ausgeglichen mit Lithium

Erst seit kurzem wird die Bedeutung des Elements Lithium als Mikronährstoff mehr und mehr deutlich. Das ist umso überraschender, als es in der Therapie von affektiven Störungen schon seit Jahrzehnten eine entscheidende Rolle spielt. Wie kaum ein anderer Wirkstoff kann es nämlich bei Betroffenen dem Wiederauftreten von depressiven oder manischen Phasen vorbeugen. Der genaue Mechanismus ist nach wie vor ungeklärt, denn Lithium beeinflusst an vielen Stellen den Stoffwechsel und den Neurotransmitterhaushalt im Gehirn.

Einschränkend ist zu sagen, dass die sogenannte therapeutische Breite von Lithium sehr gering ist. Das bedeutet, dass es sogar schon bei geringfügiger Überdosierung zu merklichen toxischen Nebenwirkungen kommen kann, und vergleichsweise leicht tödliche Vergiftungen auftreten können. Daher ist beim Einsatz als psychiatrisches Medikament stets eine engmaschige Kontrolle der Konzentration im Blut erforderlich, zumal diese auch noch sehr leicht ansteigen kann. Allein schon bei kochsalzarmer Ernährung, oder durch den erhöhten Flüssigkeitsverlust bei starkem Schwitzen oder als Folge von Durchfällen kommt es zu erhöhten Werten.

Diese Hinweise sollen deutlich machen, dass es sich bei Lithium um eine Substanz handelt, bei der eine gewisse Sorgfalt angebracht ist, anders als z.B. bei den oben erwähnten B-Vitaminen, die man praktisch nicht überdosieren kann. Auch Lithium wird indes primär über den Harn ausgeschieden, die Halbwertszeit liegt bei rund 24 Stunden, so dass es als Spurenelement täglich zugeführt werden muss. Für den normalen Gebrauch wird allgemein ein Bedarf von etwa fünf bis zehn Milligramm pro Tag empfohlen. In dieser Größenordnung sind auch keinerlei Risiken zu erwarten, denn die Dosen, die für den beschriebenen medikamentösen Einsatz verwendet werden und bei denen Wachsamkeit erforderlich ist, liegen um das zwanzig- bis vierzigfache höher.

Der Nutzen von Lithium bei der Behandlung von Gemütskrankheiten gibt uns dabei auch schon einen Hinweis, dass ein Mangel dieser Substanz höchstwahrscheinlich womöglich ganz allgemein Auswirkungen auf die Stimmungslage haben könnte. So mehren sich tatsächlich die Indizien, dass eine optimale Versorgung mit diesem Mineralstoff wichtig ist für eine ausgeglichene und robuste emotionale Verfassung. Dies scheint sogar soweit zu gehen, dass in Gebieten, in denen sich ausreichende Mengen an Lithium im Trinkwasser finden, die Suizidraten signifikant niedriger sind als dort, wo dieses Spurenelement fehlt - wie jüngst breit angelegte Studien aus Japan und Österreich gezeigt haben. Spannend! Nicht zuletzt scheint ein Fehlen dieses Stoffs obendrein zu verstärktem Appetit zu führen, gerade so, als versuche der Körper über mehr Nahrungsaufnahme auch mehr Lithium zu erhalten. Dies funktioniert natürlich nur, wenn es denn auch in den verzehrten Speisen enthalten ist. Dies trifft allen voran auf Reis zu, aber auch auf Kartoffeln, Fisch, Fleisch, Milch und Eier sowie viele Mineralwassermarken.

Schlusswort mit Perspektive

Ich hoffe und bin überzeugt, Sie konnten im Verlaufe des Buches viel Neues und Überraschendes erfahren. Mit einigen populären und verbreiteten Irrtümern in Bezug auf sinnvolle Ernährungsweise wurde gründlich aufgeräumt durch das Aufzeigen der wichtigsten Aspekte unserer Ernährung. Dies ist unerlässlich, wenn es darum geht, gesund und munter zu bleiben. Denn die Stoffe, die wir täglich zu uns nehmen, bestimmen nicht nur unseren körperlichen Zustand, sondern auch unser seelisches Wohlbefinden. Und dies in sehr viel höherem Maße als vielen bewusst ist. Daher war es mein Ziel, die Aufmerksamkeit darauf zu lenken, wie sehr sich physiologische und seelische Vorgänge gegenseitig auf vielfältige Weise beeinflussen.

Gerade die Erkenntnisse über die Bedeutung, die das Vitamin D für unsere Existenz hat, lassen vieles, was man uns Jahre und Jahrzehnte lang auch und vor allem von offizieller Seite erzählt hat, inzwischen in vielerlei Hinsicht als völlig überholt erscheinen. Dies ist vielleicht die wichtigste Botschaft, die ich Ihnen in Form dieses Buches mit auf den Weg geben möchte: Seien Sie durchaus kritisch in Bezug auf die Dinge, die man uns tagein tagaus als wissenschaftliche Erkenntnisse und letzte Wahrheiten auftischt. Machen Sie lieber Ihre eigenen Erfahrungen und vertrauen Sie ruhig auch einmal Ihren fünf Sinnen.

Somit bleibt mir noch, Ihnen eine neue Sicht auf die Einheit von Körper und Geist sowie ein Leben mit Begeisterung und Ihrer persönlichen Idealfigur zu wünschen.

Anhang mit Literatur

Andreas, Connirae und Andreas, Steve (2004), Mit Herz und Verstand. NLP für alle Fälle, 4. Auflage, unveränderter Nachdruck
Junfermann Verlag, Paderborn

Atkins, Robert C. (2004), Diät-Revolution: Der kalorienreiche Weg zu gesunder Schönheit, 7. Auflage
Fischer Taschenbuch Verlag, Frankfurt am Main

Baltes, Werner und Matissek, Reinhard (2011), Lebensmittelchemie, 7. vollständig überarbeitete Auflage,
Springer, Heidelberg

Bandler, Richard (1990), Veränderung des subjektiven Erlebens, Fortgeschrittene Methoden des NLP, 3. Auflage
Junfermannsche Verlagsbuchhandlung, Paderborn

Bandler, Richard und Grinder, John (1985), Neue Wege der Kurzzeittherapie, Neurolinguistische Programme, 4. Auflage
Junfermannsche Verlagsbuchhandlung, Paderborn

Bandler, Richard und Grinder, John (2005), Reframing. Ein ökologischer Ansatz in der Psychotherapie (NLP), 8. Auflage
Junfermann Verlag, Paderborn

Beaulieu, Danie (2003), Eye Movement Integration Therapy (EMI): The Comprehensive Clinical Guide
Crown House Pub Ltd, Carmarthen (UK)

Berne, Eric (2012), Was sagen Sie, nachdem Sie » Guten Tag « gesagt haben?,
22. Auflage
Fischer Taschenbuch Verlag, Frankfurt am Main

Besser-Siegmund, Cora und Siegmund, Harry (2010), wingwave-Coaching: Wie der Flügelschlag eines Schmetterlings
Junfermann Verlag, Paderborn

Bundesministerium für Bildung und Forschung (Hrsg.) (2011), Seele aus der Balance, Erforschung psychischer Störungen, Aktualisierung der Erstauflage 2010
BMBF, Berlin

Centre hospitalier de l'Université de Montréal (2010), Treating depression with Omega-3: Encouraging results from largest clinical study
in: ScienceDaily, 30 Jun. 2010. Web. 21 Feb. 2013

Cooper, Linn und Erickson, Milton (2004), Time Distortion in Hypnosis, An Experimental and Clinical Investigation
OTC Publishing Corp., Boca Raton, Florida (US)

Deutsche Gesellschaft für Ernährung und Österreichische Gesellschaft für Ernährung und Schweizerische Gesellschaft für Ernährungsforschung und Schweizerische Vereinigung für Ernährung (Hrsg.) (2012), Referenzwerte für die Nährstoffzufuhr,
1. Auflage, 4. korrigierter Nachdruck
Neuer Umschau Buchverlag, Neustadt a. d. Weinstraße

Elman, Dave (1984), Hypnotherapy, New Edition
Westwood Publishing, Glendale, California (US)

Erickson, Milton und Rossi, Ernest (2007a), Hypnose erleben, Veränderte Bewusstseinszustände therapeutisch nutzen
J. G. Cotta'sche Buchhandlung Nachfolger GmbH, Stuttgart

Erickson, Milton und Rossi, Ernest (2007b), Hypnotherapie, Aufbau, Beispiele, Forschungen, 9. Auflage
J. G. Cotta'sche Buchhandlung Nachfolger GmbH, Stuttgart

Erickson, Milton und Rossi, Ernest und Rossi, Sheila (2009), Hypnose: Induktion, Psychotherapeutische Anwendung, Beispiele, 7. Auflage
J. G. Cotta'sche Buchhandlung Nachfolger GmbH, Stuttgart

Ferriss, Tmothy (2010), The 4-Hour Body: An uncommon guide to rapid fat-loss, incredible sex and becoming superhuman: The Secrets and Science of Rapid Body Transformation
Vermilion, London (UK)

Frölich, Jan und Döpfner, Manfred (2008), Die Behandlung von Aufmerksamkeitsdefizit-/Hyperaktivitätsstörungen mit mehrfach ungesättigten Fettsäuren - eine wirksame Behandlungsoption?, in: Zeitschrift für Kinder- und Jugendpsychiatrie und Psychotherapie 36 (2), 2008, S. 109–116

Gräfe, Kerstin (2004), Omega-3-Fettsäuren: Schutz vor Schlaganfall und Infarkt, in: Pharmazeutische Zeitung 04/2004

Gresch, Hans Ulrich (2010), Hypnose Bewusstseinskontrolle Manipulation: Bewusstseinskontrolle durch Persönlichkeitsspaltung
Elitär Verlag, Düsseldorf

Grinder, John und Bandler Richard (2006), Therapie in Trance, Neurolinguistisches Programmieren (NLP) und die Struktur hypnotischer Kommunikation, 12. Auflage
J. G. Cotta'sche Buchhandlung Nachfolger GmbH, gegr. 1659, Stuttgart

Hamm, Michael und Neuberger, Dirk (2008), Omega-3 aktiv: Gesundheit aus dem Meer, 2., aktualisierte Auflage
Schlütersche Verlagsgesellschaft, Hannover

Helden, Raimund von (2011), Gesund in sieben Tagen: Erfolge mit der Vitamin-D-Therapie
Hygeia-Verlag, Dresden

Hofmann, Arne (2009), EMDR: Therapie psychotraumatischer Belastungssyndrome, 4. unveränderte Auflage
Georg Thieme Verlag, Stuttgart

Holick, Michael (2007), Medical Progress: Vitamin D Deficiency,
in: The New England Journal of Medicine, Vol. 357 No. 3, S. 266-281

James, Tad und Flores, Lorraine und Schober, Jack (2007), Kompaktkurs Hypnose: Wie man Phänomene tiefer Trance hervorruft. Ein umfassender Leitfaden, 2. Auflage
Junfermann Verlag, Paderborn

James, Tad und Woodsmall, Wyatt (2006), Time Line: NLP-Konzepte zur Grundstruktur der Persönlichkeit, 6. Auflage
Junfermannsche Verlagsbuchhandlung, Paderborn

Kafka, Franz (2006), Das Schloß
Suhrkamp Verlag, Berlin

Kossak, Hans-Christian (2004), Hypnose. Mit Audio-CD: Ein Lehrbuch für Psychotherapeuten und Ärzte, 4. vollständig überarbeitete Auflage
Beltz Psychologie Verlags Union, Weinheim

Lespérance François und Frasure-Smith Nancy und St-André Elise und Turecki Gustavo und Lespérance Paul und Wisniewski Stephen (2011) The Efficacy of Omega-3 Supplementation for Major Depression: A Randomized Controlled Trial,
in: Journal of Clinical Psychiatry, 72(8), S. 1054-1062

Parkinson, Cyril Northcote (2005), Parkinsons Gesetz und andere Untersuchungen über die Verwaltung
Verlagsanstalt Handwerk, Düsseldorf

Pollmer, Udo und Warmuth, Susanne (2009), Lexikon der populären Ernährungsirrtümer: Mißverständnisse, Fehlinterpretationen und Halbwahrheiten von Alkohol bis Zucker, Aktualisierte Neuausgabe, 3. Auflage
Piper Taschenbuch, München

Riedl, Rainer und Schulenburg, Dirk (Hrsg.) (2011), Wichtige Rechtstexte des Gesundheitswesens
NWB Verlag, Herne

Servan-Schneider, David (2006), Die neue Medizin der Emotionen: Stress, Angst, Depression: - Gesund werden ohne Medikamente
Goldmann Verlag, München

Shapiro, Francine und Forrest, Margot S. (2007), EMDR in Aktion: Die neue Kurzzeit-Therapie in der Praxis, 3. Auflage
Junfermann Verlag, Paderborn

Singer, Peter (2000), Was sind, wie wirken Omega-3-Fettsäuren? 44 Fragen, 44 Antworten, 3., überarbeitete und aktualisierte Auflage
Umschau Buch Verlag, Neustadt an der Weinstraße

Spitz, Jörg (2011), Superhormon Vitamin D: So aktivieren Sie Ihren Schutzschild gegen chronische Erkrankungen
Gräfe und Unzer Verlag, München

Stiftung Warentest (2005), Fischölkapslen: Meer-Schutz fürs Herz, in: test 8/2005, S. 86-90

Vany, Arthur de (2012), Die Steinzeit-Diät: So kriegen Sie Ihr Fett weg - natürlich fit, schlank und gesund wie vor 200.000 Jahren, 2. Auflage
Börsenmedien - books4success, Kulmbach

Watzlawick, Paul (2005), Anleitung zum Unglücklichsein, Vom Schlechten des Guten: oder Hekates Lösungen, 14. Auflage
Piper Taschenbuch Verlag, München

Weltgesundheitsorganisation WHO (2005), Internationale Klassifikation psychischer Störungen, ICD-10 Kapitel V (F), Klinisch-diagnostische Leitlinien,
5., durchgesehene und ergänzte Auflage
Verlag Hans Huber, Bern

Worm, Nicolai (2009), Heilkraft D - Wie das Sonnenvitamin vor Herzinfarkt, Krebs und anderen Krankheiten schützt
Systemed Verlag, München

Wunderlich, Claus (2011), Energy-Hypnose, Hypnose professionell anwenden, Ein Lern- und Übungsbuch
Books-On-Demand, Norderstedt

Wunderlich, Claus (2014a), NLP fürs Internet, Perfekt online kommunizieren in Business, Privatleben und Coaching
Books-On-Demand, Norderstedt

Wunderlich, Claus (2014b), Wunschgewicht und Wohlbefinden mit Energy-Hypnose und EMDR
Books-On-Demand, Norderstedt